注意力管理家校联动手册

主　编　钱　英　杨　莉

中华医学电子音像出版社
CHINESE MEDICAL MULTIMEDIA PRESS
北　京

图书在版编目（CIP）数据

注意力管理家校联动手册/钱英，杨莉主编．—北京：中华医学电子音像出版社，2022.8

ISBN 978-7-83005-370-3

Ⅰ．①注…　Ⅱ．①钱…②杨…　Ⅲ．①注意—能力培养—儿童教育—家庭教育—手册　Ⅳ．①G781-62

中国版本图书馆 CIP 数据核字（2022）第 119038 号

注意力管理家校联动手册

ZHUYILI GUANLI JIAXIAO LIANDONG SHOUCE

主　　编：钱　英　杨　莉
策划编辑：鲁　静
责任编辑：赵文羽
校　　对：龚利霞
责任印刷：李振坤
出版发行：中华医学电子音像出版社
通信地址：北京市西城区东河沿街 69 号中华医学会 610 室
邮　　编：100052
E - mail：cma-cmc@cma.org.cn
购书热线：010-51322675
经　　销：新华书店
印　　刷：廊坊祥丰印刷有限公司
开　　本：850mm×1168mm　1/32
印　　张：8.75
字　　数：220 千字
版　　次：2022 年 8 月第 1 版　2022 年 8 月第 1 次印刷
定　　价：58.00 元

版权所有　侵权必究

购买本社图书，凡有缺、倒、脱页者，本社负责调换

内容提要

本书针对注意缺陷多动障碍(attention deficit and hyperactive disorder,ADHD)的核心执行功能缺陷,以美国 Guare 和 Dawson 的执行功能训练方案为基础,结合我国文化特点和 ADHD 儿童父母的需求,主要阐述了注意力相关问题、ADHD 家长的普遍误区,以及家长应该如何认识、接纳并应对 ADHD 等内容,在注意力家庭管理的基础上增添了大量与学校合作的环节,并附有训练作业手册。本书有助于更好地培训 ADHD 儿童家长和教师,使其有的放矢地参与治疗,共同帮助 ADHD 儿童健康快乐地成长。本书可操作性强,涵盖大量临床实例,适合 ADHD 儿童家长、相关教师及专业人员阅读。

编委会

主　编　钱　英　杨　莉

编　者　（以姓氏汉语拼音为序）

陈音含（北京大学第六医院）

李潞玮（北京大学第六医院）

刘梅珠（北京大学第六医院）

钱　英（北京大学第六医院）

王　冲（北京市朝阳区第三医院）

温鸿洋（北京亦庄实验小学）

杨　莉（北京大学第六医院）

杨启彦（北京大学第六医院）

张　南（解放军总医院第八医学中心）

张益梦（北京大学第六医院）

序

伴随社会经济的快速发展，起病自儿童期、慢性迁延至成年期的注意缺陷多动障碍（attention deficit and hyperactive disorder，ADHD），已然成为一个严重的公共卫生问题。

最新全国流行病学调查显示，我国儿童 ADHD 的患病率高达 6.4%，这意味着一个 30 人的班级中就有 2 个 ADHD 儿童。ADHD 相关的拖延、走神、冲动等问题不仅给患者自身带来极大困扰，也给所在家庭、周围同学、教师和同事带来极大麻烦；不仅影响儿童期学业和人际交往，且 1/3 迁延至成年，是物质滥用、危险驾驶的高危人群。因此，ADHD 是亟需社会关注和投入的严重公共卫生问题。

由于公众意识差、医疗资源不足、儿童、青少年精神疾病较难识别和诊断等多种因素的影响，国际上只有约 20%的 ADHD 儿童和青少年得到诊断和治疗，我国的情况更为严峻。

为帮助被 ADHD 困扰的家庭和儿童走出困境，北京大学第六医院儿童研究组一直致力于 ADHD 诊疗技术的研发和临床实践。专注力“系统式执行技能训练”治疗项目是在美国 Guare 执行功能训练的基础上，结合我国文化特点，经过数次修订完善，以及开放性研究、随机对照研究对疗效的反复验证，形成的较为完善的非药物治疗方案。我们团队针对该项目进行全国推广，成功地将“系统式执行技能训练”项目的实践从精神病专科医院拓展到综合医院、妇幼保健院和学校。在此期间，我们募集了更多的优质专业人士参与到项目的改良和推广中来。

近十年来，我们在临床中实践训练方案时发现，如果家长和教师能有效习得注意力家庭和学校管理的办法，形成良好的家校联动模式，理解执行技能训练的核心要领，将大大增强训练方案的疗效。因此，杨莉教授和钱英副教授及其带领的团队，将多年在临床实践中发现的家属常见问题进行总结凝练，完成《注意力管理家校联动手册》的编写。本书秉承北京大学第六医院儿童研究组科学研究与临床实践并重的传统，注重理论与实践的结合，兼顾科学性与科普性的融合，以深入浅出的语言呈现国际前沿的研究结果，以通俗易懂的方式描述大量临床案例，是一部科学性、实践性、可读性极佳的作品。此外，本书增添了与学校、老师合作的环节，在具体实践中获得家长、儿童和教师的广泛好评和积极反馈。未来，我们期望“系统式执行技能训练”项目可以浸润并扎根至 ADHD 各个领域，期待我们的项目可以陪伴 ADHD 儿童一起向未来。

相信此书能让千千万万被 ADHD 困扰的家庭获益。

王玉凤

2022 年 5 月

前言（一）

注意缺陷多动障碍(attention deficit and hyperactive disorder,ADHD)给儿童和家长带来很多困扰,除了直接影响生活,还严重影响儿童的学业成就、人际关系、家庭生活等诸多方面。作为北京大学第六医院儿童研究组的一员,我有幸追随王玉凤教授一直在 ADHD 领域做研究和临床工作,也特别感谢国际 ADHD 联盟的同道一起探索 ADHD 的未知领域。可喜的是,我们已有了很多有意义的发现,也帮助了数以万计的儿童走向康复。近年来,随着对 ADHD 认识的逐步深入,以及对 ADHD 儿童和家长的逐步了解,我们发现以往常规的临床治疗还远远不够。

"是否存在一种治疗方式,可以帮助那些被 ADHD 困扰的家庭,不仅使患儿获得症状的改善,也能获得学业、人际和家庭等各方面的功能康复?"

经过与国内外同行的交流和反复的研究甄选,最近 10 年,我们团队一直致力于"ADHD 系统式执行技能多家庭团体训练"治疗模式的研发。在此感谢 Guare 和 Dawson 教授的原创,感谢王玉凤教授的指导,感谢帅澜博士的前期探索,感谢钱英副教授的精心改良优化，感谢团队全体成员的贡献。目前，我们的研究项目已经成熟推出，反响良好，并已从精神科推广至发育行为儿科、学校和社会等更广泛的领域。希望我们研究的专注力“系统式执行技能训练”治疗模式能够惠及更多的家庭。

注意力的家庭和学校管理是执行技能训练起效的关键因素之一。为了更好地培训家长和教师，让家长和教师更有的放矢地参与治疗联盟，与我们一起帮助 ADHD 儿童渡过难关，使其快乐成长，我们共同精心编撰《注意力管理家校联动手册》，期待能够帮助有需要的家庭。

本书在注意力家庭管理的基础上增添了大量与学校合作的环节，目前均已落地。本书可操作性强，涵盖大量临床实例，不仅适合 ADHD 家长阅读，也适合专业人员阅读。同时，注意力问题不仅是 ADHD 儿童的突出问题，也是广大学龄儿童常常遇到的问题。因此，也适合孩子在小学阶段的家长和小学教师阅读，可帮助家长和教师学习如何有效建立与学龄期孩子的关系，如何对他们进行科学的行为和情绪管理等。

期待本书能够发挥“科学引领”作用，期待我们能与家长们和老师一起帮助孩子们健康成长！

杨　莉

2022 年 5 月

前言（二）

我是一名精神科医生，也是一名家庭治疗师，同时我还是一名研究者和两个孩子的妈妈。

前两个身份让我有大量机会与被注意缺陷多动障碍（ADHD，俗称多动症）困扰的家庭深入沟通，我认真地听取他们诉说自己真实的故事，我了解到做一名 ADHD 家长有多么不容易。

晚上十一点了，他们常常还在陪孩子写作业，即便已经如此努力，他们还是经常被老师约谈，好不容易孩子成绩进步了一些，又传来孩子跟同学冲突的消息，总之就是烦扰不断；他们夫妻之间也常常因为在教育孩子上观点不一致而关系紧张甚至破裂。

在门诊，我还看到了很多虽然儿童阶段已经求医，但走了弯路，并没有获得有效干预的孩子。他们成年后麻烦和痛苦不断，有的好不容易考上了北京大学，但无法顺利毕业；有的即使找到满意的工作，也因为拖延、迟到等问题，导致工作一换再换；还有很多合并抑郁、焦虑等情绪问题前来求治。

每次看到这些患者和家人被如此之多的痛苦和麻烦困扰，

我都有一种深深的无力感，我们的精神科大夫太少了，我们能给予患者的时间太有限了……但是，即便是在这样艰难的境况下，我还是看到很多希望，看到不少幸运的 ADHD 儿童，家长非常有韧性、有智慧、有力量。这些家长在医生的指导下，有的联合药物治疗，有的单纯非药物治疗，他们成功地管理和辅助孩子逐渐摆脱 ADHD 带来的困扰。最后，这些幸运的孩子也能获得与其他孩子一样的学业、事业和生活。

这一切让我意识到，虽然受到大环境的限制，我们医生能做的非常有限，但如果能把家长们培养成有智慧、有力量解决自己管理孩子问题的家长，也能帮助这些家庭自己走出被 ADHD 困扰的泥潭。

那么，究竟如何来培养家长呢？是否有一些规律性、经过科学验证的方法呢？作为研究者——我的第三个身份，我带着这样的问题，与国内外权威交流，阅读最新的研究成果，我与我所在的团队发现一些线索，我们通过在一些被 ADHD 困扰的家庭中对这些线索进行验证发现，如果家长们能实实在在地领悟和掌握这些科学思考问题的方式和管理孩子的方法，他们孩子的问题就能获得可见的改善。

作为两个孩子的妈妈——我的第四个身份，让我有机会加入千千万万处在育儿焦虑的中国父母大军中。当我辅导女儿写作业焦头烂额时，当我与先生在养育孩子的理念上不一致时，当我在家长群里听到各位家长吐槽孩子作业写得慢时，我发现，有效培养孩子专注的学习习惯不仅是 ADHD 家长需要学习和了解的，而且也是处在这个变革时代的所有家长朋友需要学习和了解的。

特别感谢中华医学电子音像出版社的邀请和支持，我们才在百忙中抽出时间整理这些科学的方法,并把他们转化成科普文字。期待这些承载了我们团队多年心血积累的成书,能帮助到有需要的家长朋友。此外,考虑到当前家校合作的必要性和迫切性,我们特别邀请北京亦庄实验小学心理专家温鸿洋老师参与编写,增加了与学校教师合作的环节,并结合大量实例,生动具体地讲述了在校时教师们应当如何识别 ADHD 儿童、配合家长等内容,并已应用于日常实践中,取得了热烈反响。

感谢我的导师王玉凤教授和本书另一位主编杨莉教授一直以来对我进行专业的指引和支持;感谢北京大学第六医院唐登华主任、林红主任、黄薛冰主任、柳学华主任,以及在中德系统式家庭治疗学习中给予我指导和交流碰撞的老师和同学;感谢从帅澜博士开始,北京大学第六医院儿童组各位兄弟姐妹对执行技能训练项目的贡献;感谢至今还在每周六坚持在岗位上开展训练项目的各位朋友;感谢始终如一支持我的家人和朋友。

最后,提醒各位家长和教师以下三点。

1. 成长和改变不是一蹴而就的,请给自己和孩子时间,每天进步一点点就好。

2. 成长和改变不是一帆风顺的,边走边看,偶尔退步或迷失很常见,及时回归正轨就好。

3. 在群体中成长和改变,资源共享,常常能事半功倍。虽然很幸运,我的职业让我有机会早一点接触家庭教育和管理的科学理念,但真正应用到自己身上,做到知行合一,也还有很长的路要走。以前的我经常担心,自己对养育孩子还有很多困惑,怎么能与别人分享呢?但一路走来我发现,并非仅仅成功养育孩子的权威分享是有价值的，其实每个人都有独特的成功育儿经验。很多ADHD家长分享的育儿经验都让我获益匪浅，也让其他家长收获良多。因此，我开始放下对自己的怀疑，实在地做事，真诚地分享，这个过程让我收获满满。我期待阅读这本书的家长，在未来都能找到志同道合的群体，资源共享，共同成长。

钱　英

2022年5月

目　录

第一篇　基 础 篇

第二篇　家 庭 篇

第三篇 学 校 篇

第四篇 训练流程篇

第一篇 基础篇

第一章 正常儿童注意力

一、注意的定义

注意(attention)是指心理活动对一定对象的指向和集中，具有广度、稳定、分配和转移 4 个特性，其内容包括持续注意(又称警觉)、选择注意和分散注意。注意可分为有意注意和无意注意。有意注意又称随意注意，其对象往往是确定的目标；无意注意又称不随意注意，是由外界刺激引起的注意。

二、正常儿童注意力的持续时间

不同年龄段正常儿童注意力的持续时间具有差异性。2 岁以下儿童以无意注意为主，2 岁儿童注意力的持续时间约为 7 min，3 岁儿童为 9 min，4 岁儿童为 12 min，5～6 岁儿童为 10～15 min，7～10 岁儿童为 15～20 min，10～12 岁儿童为 20～30 min，12 岁以上儿童的注意力则可持续超过 30 min(表 1-1)。

表 1-1 不同年龄段正常儿童注意力的持续时间

年龄(岁)	注意力持续时间(min)
<2	以无意注意为主
2	7
3	9
4	12
5～6	10～15
7～10	15～20
10～12	20～30
>12	>30

三、儿童注意力的评估

(一)视听整合持续操作测试

在精神科临床上,视听整合持续操作测试(integrated visual and auditory continuous performance test,IVA-CPT)被广泛用于检测儿童的注意力、反应控制能力和试听整合功能失调程度。其主要测试内容包括反应时间分测验(RT)、X 分测验(XT)和 AX 分测验(AXT),观察指标包括舍弃数、漏答率、误答率、平均反应时间和变异系数。当屏幕中央出现视觉性靶刺激时,要求受试者立即按下空格键。

(二)剑桥神经心理自动化成套测试软件

研究表明,在对持续性注意力的评估方面,剑桥神经心理自动化成套测试软件(the Cambridge neuropsychological test automated battery,CANTAB)比其他工具更具优势。CANTAB 的主要测试内容包括快速视觉信息处理(rapid visual information processing,RVP),常用研究指标为击中率(%)、平均延迟时间(ms)、错误警报率等。

(三)神经心理测验

神经心理测验包括划消测验、数字广度、同步听觉系列加法测验、符号-数字模式测验、连线测验等。

当孩子存在注意力相关问题,如注意缺陷多动障碍(attention deficit and hyperactivity disorder,ADHD)等时,家长应重视这些问题,及时寻求专业人士的建议,早发现、早诊断、早治疗。

(陈音含)

【参考资料】

[1] 田国强,甘建光. 连续操作测验检测持续性注意功能. 中国临床神经科学,2009,17(6):653-656.

[2] 汤艳清,李艳苓,杨华彬,等. IVA-CPT 与脑电神经电生理检测对 ADHD 诊断的比较. 中国临床心理学杂志,2005,13(1):90,94-95.

[3] 姜林,苏渊,张伟,等. 整合视听连续执行测试与 DSM-Ⅳ诊断注意缺陷多动障碍的对照研究. 中国儿童保健杂志,2004,12(5):3.

[4] Gau SS,Huang WL. Rapid visual information processing as a cognitive endophenotype of attention deficit hyperactivity disorder. Psychol Med, 2014,44(2):435-446.

[5] Lin YJ,Gau SS. Developmental changes of neuropsychological functioning in individuals with and without childhood ADHD from early adolescence to young adulthood: a 7-year follow-up study. Psychol Med, 2019,49(6):940-951.

第二章　注意力相关问题的识别、评估及干预

在儿童成长过程中，可能会出现各种各样的注意损害，注意力相关问题也层出不穷，其原因主要包括以下几类。①生理因素：由于儿童大脑发育不完善、神经系统兴奋及抑制过程发展不平衡，其注意力和自制能力稍差。这是正常现象，只要家长给予合理教养，随着年龄的增长，绝大多数儿童能做到注意的正常集中。②病理因素：若儿童存在轻微脑组织损伤、脑内神经递质代谢异常、听觉或视觉障碍等，也会表现出"充耳不闻"或"视若无睹"等注意损害的症状，此时家长需要寻求专科医师的帮助。③环境因素：许多添加人工色素、添加剂、防腐剂的食物，以及糖果、含咖啡因的饮料都可刺激儿童的情绪；儿童的学习环境混乱、嘈杂、干扰过多等情况也可影响其注意力。④心理社会因素：部分儿童为了引起家长的关注或逃避一些责任，会无意识地展现注意力存在问题的行为。

根据注意损害形式的不同，注意异常可分为注意增强、注意减退、注意涣散、注意集中缓慢、注意狭窄、随境转移及注意固定。儿童注意损害可能导致 ADHD 和阈下 ADHD（又称亚临床 ADHD）等，继而可能造成儿童的正常学习、生活、社交功能受损，严重时可影响儿童的心理健康。

当儿童注意力受到损害时，家长应及早对儿童的注意力问题和执行技能进行治疗和训练，以获得最佳的干预效果。在门诊中，专科医师常常因就诊儿童的症状条目不足而无法确诊 ADHD，但同时，其确实存在注意力不集中、写作业慢等各类令

家长和老师头疼不已的问题，这部分儿童往往属于阈下ADHD的范畴。大量研究表明，阈下ADHD儿童日后很可能发展成ADHD患者，进而出现更明显、更严重的功能损害。因此，及早对阈下ADHD儿童进行干预和执行技能训练也十分必要。此外，当儿童注意力处于正常水平时，也可对其进行执行技能训练，以提高其专注力、情绪管理能力及行为管理能力等，有助于儿童的全面健康发展。

第一节　注意缺陷多动障碍

一、概　述

家长朋友们，在平时生活中您是否曾发现，您的孩子格外活泼、活动不停，或者缺乏耐心、难以长时间集中做一件事？若进一步仔细观察您可能还会发现，您孩子的活泼程度与同龄孩子相比稍显异常。虽然正常儿童也可能活泼好动，但多表现在特定的情景中，如课后游戏、户外活动等，在需要安静或有纪律约束的场合多能保持不动，在学习过程中、与伙伴交往时和家庭生活中也能表现良好。但您孩子的表现更为严重，他们注意力保持的时间过短、活动水平太高、冲动控制能力太差，在教室、操场、家庭多个场合都表现出与年龄不相称的“活泼好动”。可能他（她）已经让您伤透了脑筋，加之老师不停地“告状”，也让您感到颜面尽失，并且十分委屈。您对孩子并非放任自流，但他（她）似乎进步很慢，总是犯同样的错误。平日里话多、没轻没重、爱招惹别人，与伙伴相处不好，同学不愿意跟他（她）玩，您和其他家人也整天提心吊胆，生怕他（她）“惹事”。老师反映他们在校内完成作业时拖拖拉拉，难以按要求完成。由于没有家长或老师监督就不能遵守指令并完成任务，常常导致家庭冲突。整天不知道他(她)在想什么,学过的东西总是记不住。也许他(她)学习成绩还不错,但背后是家长额外付出更多的时间和精力。您可能为他(她)的将来暗自担心,但他(她)表现得一点都不着急。这些孩子可能存在ADHD,已经出现的问题可能严重损害孩子的适应能力,并且随着年龄增长,这些问题也很难完全恢复,故不能将这样的情况视为正常。如果不重视这些问题,或者认为孩子可以慢慢成熟、变好,都可能对孩子的心理和健康造成巨大危害。

下文将对这一类孩子可能存在的障碍——ADHD进行详细阐述。

(一)定义

ADHD也称“儿童多动综合征”,俗称“多动症”,是一种以注意力不集中、多动/冲动为特征性表现的神经发育障碍,通常于儿童期起病,部分患儿可持续到成年期。它是儿童、青少年最常见的行为障碍之一。目前,ADHD的患病率在世界范围内呈增长趋势。2015年对175项研究的荟萃分析显示,全世界ADHD的患病率达7.20%。中国人群中ADHD的发病率为6.26%,也就是说,在我国,每30个学龄儿童中就有1～2个ADHD儿童。

(二)病因

目前,ADHD的病因尚不明确,通常认为其是由多种生物因素、心理因素和社会因素所致的一种综合征。它不是儿童道德品质的问题,也不是单纯教养不良所致。

1. **遗传因素** 现有研究表明,ADHD与遗传有关,并且是复杂的多基因遗传病。近年的遗传学研究已经发现许多与ADHD发病相关的基因,这些基因控制着脑内重要化学物质的表达,正是这些化学物质的变化,使得大脑“司令部”的功能降低,导致其对行为的管理能力下降,进而使儿童出现多动、注意力不集中的症状。

相关研究还发现ADHD具有高度的家族聚集性，且ADHD家族的男性成员中，酗酒、反社会人格比例也较高，女性癔症患病比例较高。双生子研究发现，单卵双生子的同病率为51%～64%，双卵双生子的同病率也达到33%，两者同病率明显高于正常双生子。其遗传方式目前尚不明确，多认为是多基因、多阈值的遗传方式。

2. **神经发育延迟** ADHD儿童在围生期的并发症较多，表现为开口说话较晚、动作笨拙，以及平衡、精细运动不协调等。脑电图提示大脑醒觉不足的慢波多，这些慢波可经过药物治疗或随着患儿年龄增大而逐渐减少或消失。

3. **神经生化改变** 人体内的去甲肾上腺素（noradrenaline，NE）、5-羟色胺（5-hydroxytryptamine，5-HT）、多巴胺（dopamine，DA）三种神经递质在ADHD发病中发挥重要作用，三者的浓度或功能不足是ADHD的基本生化改变。

4. **社会心理因素** 社会心理因素在ADHD发病中多起到诱发作用，并且影响病情的严重程度和预后。这些社会心理因素包括父母不和或离异、父母教育观点不一致、家庭气氛紧张、家庭暴力、儿童虐待、养育者过于追求安静的性格、缺乏母爱或母爱被剥夺、家庭经济困难、学习负担过重、学习习惯不良、老师教育方法不当、对儿童缺乏理解等。

（三）临床表现及危害

1. **核心症状** ADHD的核心症状包括注意障碍、过度活动和行为冲动三个主要特征，可导致儿童学习成绩下降，与家长、老师和同伴的关系紧张，以及自尊心受损等。

（1）注意障碍：ADHD注意障碍的特点是主动的有意注意障碍，在注意的集中性、稳定性和选择性等方面出现异常；而被动的无意注意相对增强，对影响任务完成的无关刺激缺乏抗干扰能力。可以从课堂听讲、做作业、活动、生活等方面对儿童的注意力情况进行了解。例如，上课不能专心听讲，易受环境干扰而分心；听讲时凝视一处，走神、发呆，眼睛看着老师，但脑子里不知在想些什么，老师提问时常不知道提问的内容；不愿意做作业，拖到不能再拖才开始；做作业时不能专心、边做边玩、粗心草率，或拖拖拉拉，不断以喝水、吃东西、上厕所等理由中断，导致无法按时完成；总是记不住家长说的话，整天迷迷糊糊，不知在想什么；特别粗心，经常丢三落四，弄丢学习或生活用品；做事有始无终，常半途而废或频繁地转换等。

“我的孩子患了多动症，怎么可能？”当10岁的真真被医生诊断为ADHD时，真真的妈妈反应很强烈，她怎么也想不通，一向文静、显得有些害羞的女儿，怎么会和多动症联系在一起。真真的主要表现就是注意力不能集中，虽然上课时没有动来动去，但总是走神、溜号，常常因为根本没听见老师讲了什么而回答不出老师提出的问题，平时也很少和同学一起游戏，总是沉浸在自己的白日梦里。

患ADHD的女孩，其多动程度一般较男孩轻，多表现为注意力不集中，上文说的真真即是如此。这种“不爱动”的ADHD儿童非常容易被家长和老师所忽视，因此，更应引起我们的重视和关注。

(2)过度活动：表现为活动水平明显高于正常儿童，在需要坐下来或需要遵守秩序的场合表现得更为突出。评价活动是否过度，要从儿童的活动水平、发生频率、活动场合及发育水平等方面考虑。例如，在幼年期躯体活动明显比其他儿童多，过分不安静，奔跑、跳跃、到处攀爬，不能动的东西也要动，总是让家长担心他们的安危。到了学龄期，大运动量的活动有所减少，主要表现为上课不安静，手脚小动作多，玩文具、书本；在座位上来回扭动或站起，严重时离开座位走动，或擅自离开教室；撩惹邻座同学，影响课堂纪律；下课后与同学追逐打闹，高声叫喊；在不恰当的场合跑来跑去、爬上爬下，摸这摸那，难以安静地玩或从事休闲活动；说话过多，喧闹、插嘴；常常忙忙碌碌，精力充沛，像有"马达"驱动一样。

7岁男孩小强是二年级的小学生。在学校，老师把他放在第一排的"特殊位置"，就是因为其在上课时小动作特别多，一会儿抠抠橡皮，一会儿摆弄铅笔；不是在座位上扭来扭去，就是跟周围的同学交头接耳；上课东张西望，下课后就满教室疯跑，大声喧哗，不能安静玩耍。

小强就是典型的过度活动型ADHD，他们往往影响课堂纪律，成为老师和家长都头疼的"问题孩子"。

(3)行为冲动：表现为自我控制能力差，情绪和行为失控。例如，在课堂上常常不举手就发言，甚至在老师还没有说完问题就迫不及待说出答案，结果常常说错；没有耐心，想要的东西立刻就要得到，很难等待；经常打断或插入别人的活动，不能遵守纪律和规则，常与同伴发生冲突，不受欢迎。这些行为经常重复发生，且事后也不会吸取教训。

8岁男孩东东是三年级的小学生，他和同学的关系特别差，大家都不愿意和他玩，因为在游戏过程中他总要赢，输了就发脾气。有一次在和同学玩球时，因为输了就把球扔在同学身上，打伤了同学的头，这样的事情经常发生。老师讲课时他总是抢答、插话，影响课程进程，如果老师因此提醒他，他会觉得老师针对自己、不喜欢自己，并因此生气。

目前认为，虽然 ADHD 常见于学龄期儿童，但如果不经治疗，70%的学龄期 ADHD 儿童症状将持续到青春期。尽管随着年龄的增长，大多数儿童的 ADHD 水平会降低，但可能出现学习困难、与家长和老师对抗、违反纪律、攻击他人、逃学或被停课，约 35%的患者开始酗酒，甚至吸毒。30% ADHD 儿童的症状将一直延续到成年，其症状也随着年龄增长发生不同变化，成人后可能不会再坐立不安，但仍不能聚精会神地坚持听完一堂课或完成一份冗长的案头工作。总体来说就是极度活跃的外在表现好像消失了，取而代之的是更多的粗心大意。

2. 其他问题

(1)学习问题：主要表现为学习成绩低下。ADHD 儿童智力是正常或基本正常的，学习困难的原因与注意力不集中、多动有关。注意力不集中会影响课堂表现和学习成绩。小学一二年级时因为课程内容相对简单，儿童成绩还好。但随着学年的推进，注意力不集中问题常常在儿童三年级时引起家长重视，并到医院求治。因为三年级是 ADHD 儿童最常“触礁”的时机。普遍认为，三年级的儿童能够独立完成越来越多的任务，因此，他们的作业量有所增加，而注意力不集中的问题可导致其成绩慢慢下滑。也有很多儿童在小学毕业升中学以后来医院求治，因为这时的课程科目和授课教师的数量都有所增加，很多在小学时还能跟上授课进度的 ADHD 儿童，在上中学后完全不适应了。部分 ADHD 儿童还存在知觉活动障碍，如在临摹图画时，他们往往分不清主体与背景关系，不能分析图形的组合，也不能将图形中各部分综合成一个整体。有些低年级儿童将“6”错认成“9”，或把“d”读成“b”，甚至分不清左和右，有时还有诵读、拼音、书写或语言表达等方面的困难。

(2)对抗和品行问题：多动/冲动症状可能导致 ADHD 儿童常常破坏学校纪律、日常行为规范或人际交往的规则，比仅有注意力不集中的儿童更容易惹麻烦，其中有很多儿童合并对抗和品行问题。这些问题包括拒绝服从或主动违抗成人的要求、易激怒、发脾气、怀恨或报复、敌对、不满，甚至偷窃、逃学、离家出走、说谎、放火、虐待动物、欺负他人等攻击、破坏行为。

(3)情感不稳定：约20%的ADHD儿童可能出现严重激烈的情感发作，情绪不稳定，易激惹、冲动、任性，自我控制能力差，易受外界刺激而兴奋过度，易受挫折，做事不考虑后果，爆发身体或语言的攻击行为，出现危险或破坏性行为，严重影响其日常生活和人际关系。

3. ADHD的危害

(1)学业困难：ADHD儿童由于在学习上不能专注、多动/冲动，工作记忆等执行功能较差影响听课效率、作业完成情况和考试完成情况，致使其学业成绩下降，低于其智力所应该达到的学业水平。

(2)人际交往困难：因学业受挫、多动/冲动等特点，ADHD儿童难以遵守规则，甚至会破坏秩序，或因不一致而与伙伴发生冲突、争执，或常受老师、家长批评，从而时常被孤立、歧视，出现人际交往困难。

(3)个人情绪问题：因经常违反课堂纪律、学习困难、冲动行为、人际交往问题等，ADHD儿童受挫、失败、被批评的体验较多，导致其自我评价低，常有愤怒、无助、焦虑、抑郁等症状。

(4)品行问题：因自控力差、易受不良影响，可发生说谎、逃学、打架斗殴等问题，严重者甚至走上犯罪道路。ADHD儿童合并反社会人格、酒药滥用、违法犯罪等问题是正常儿童的5～10倍；ADHD儿童成年后可出现受教育程度、职业功能、社会关系等多方面的功能障碍。

(5)对家庭的影响：ADHD儿童由于学习困难、多动/冲动、不遵守课堂纪律、常与同学发生冲突等，家长经常收到老师的“告状”,或者被老师请到学校面谈,导致家长的压力增加,负面情绪增多,有可能对孩子进行责骂或“棍棒教育”。并且由于 ADHD 儿童在家也表现出注意力不集中、不听话、情绪不稳定等,导致家长和孩子时常发生冲突,家长有时打骂孩子,亲子关系紧张。另外,父母之间,或与上一代(祖父母/外祖父母)常因教育观念不一致而发生冲突,也会对家庭关系造成不良影响。

因此,ADHD 对个人、家庭和社会都会造成严重影响,已成为妨碍我国经济发展与和谐社会建设的重要公共卫生问题。

二、主要分型

根据美国精神障碍诊断与统计手册(第 5 版)(diagnostic and statistical manual of mental disorders Ⅴ, DSM-Ⅴ), ADHD 可分为以下 3 种类型:①注意缺陷为主型(ADHD-I),指满足注意力不集中标准;而不满足多动/冲动标准;②多动/冲动为主型(ADHD-HI),指满足多动/冲动标准,而不满足注意力不集中标准;③混合型(ADHD-C),同时满足注意力不集中和多动/冲动标准。

不同的亚型具有不同的症状和认知特点。

三、诊断标准

根据 DSM-Ⅴ,ADHD 诊断标准如下。

(一)干扰功能或发育

一个持续的注意障碍和(或)多动/冲动的模式。

1. 注意障碍 下列症状中的 6 项(或以上)持续发生 6 个月,且达到与发育水平不相符的程度,并直接负性地影响社会和学业/职业活动。

(1)经常不能密切关注细节,或在做作业、工作或其他活动中犯粗心大意的错误。例如,忽视或遗漏细节、工作不精确。

（2）在任务或游戏活动中经常难以维持注意力。例如，在听课、对话或长时间的阅读中难以维持注意力。

（3）当别人直接面对他讲话时，经常看起来像是没有在听。例如，即使在没有任何明显干扰的情况下，仍显得心不在焉。

（4）经常不遵守指示，导致无法完成作业、家务或工作职责。例如，可以开始任务，但很快就失去注意力，容易分神。

（5）经常难以组织任务和活动。例如，难以管理有条理的任务，难以把材料和物品放摆放整齐，做事凌乱、工作没有头绪，时间管理不良，不能遵守截止日期。

（6）经常回避、厌恶或不情愿从事那些需要精神上持续努力的任务。例如，对于学龄期儿童，一般是学校作业或家庭作业；对于年龄较大的青少年和成人，则为准备报告、完成表格或阅读冗长的文字。

（7）经常丢失完成任务或活动所需的物品。例如，学习资料、铅笔、书、工具、钱包、钥匙、文件、眼镜、手机等。

（8）经常容易被外界的刺激分神。对于年龄较大的青少年和成人，可能包括产生不相关的想法。

（9）经常在日常活动中忘记事情。例如，做家务、外出办事；对于年龄较大的青少年和成人，则为回电话、付账单、约会等。

2. 多动和冲动　下列症状中的6项（或以上）持续发生6个月，且达到与发育水平不相符的程度，并直接负性地影响社会和学业/职业活动。

（1）经常手脚动个不停或在座位上扭动。

（2）当被期待坐在座位上时却经常离座。例如，离开教室、办公室或其他工作场所，或是在其他情况下需要保持原地的位置。

（3）常在不适当的场合跑来跑去或爬上爬下。对于年龄较大的青少年或成人，可能仅限于感到坐立不安。

(4)经常无法安静地玩耍或从事休闲活动。

(5)经常“忙个不停”,好像“被发动机驱动着”。例如,在餐厅、会议中无法长时间保持不动,或觉得不舒服;可能被他人感受为坐立不安或难以跟上他人思路。

(6)经常讲话过多。

(7)经常在提问还未讲完时其答案即脱口而出。例如,接别人的话、不能等待交谈的顺序。

(8)经常难以等待轮到他(她)。例如,排队等待。

(9)经常打断或侵扰他人。例如,插入别人的对话、游戏或活动,没有询问或未经允许就使用他人的东西;对于年龄较大的青少年和成人,可能是侵扰或接管他人正在做的事情。

(二)其他指标

1. 若干注意障碍或多动/冲动的症状在12岁前已存在。

2. 若干注意障碍或多动/冲动的症状存在于2个或更多的场合。例如,在家庭中、学校或工作中,或与朋友或亲属互动中,或在其他活动中。

3. 有明确证据显示这些症状干扰或降低了社交、学业或职业功能的质量。

4. 这些症状不能仅仅出现在精神分裂症或其他精神病障碍的病程中,也不能用其他精神障碍来更好地解释。例如,心境障碍、焦虑障碍、分离障碍、人格障碍、物质中毒或戒断。

只有达到上述诊断标准,才可诊断ADHD。

四、评 估

(一)症状维度评估

1. ADHD评分量表-Ⅴ(ADHD RS-Ⅴ) 是基于DSM-Ⅴ ADHD诊断的18项症状学标准编制的量表,其中9项为注意缺陷条目,9项为多动/冲动条目。ADHD RS-Ⅴ分为18个项目，按无(0)、有时(1)、经常(2)、总是(3)四级评分；条目相加为所得分数，各项分数相加为总分。信效度：间隔 4 周的量表总分重测信度为 0.72，内部一致性系数为 0.92，评分者之间的一致性为 0.32。ADHD RS-Ⅴ对 ADHD 的诊断敏感性达到 92%，特异性达到 90%。与儿童行为量表(CBCL)中注意问题的相关系数为 0.65，与 Conners 父母用评定问卷中多动指数的相关性为 0.75。在我国多使用由苏林雁制定的 ADHD 诊断量表父母版(ADHD DS-P)，其适用于 6～17 岁儿童。

ADHD RS-Ⅴ的诊断标准如下。

(1)A：注意障碍。至少符合注意障碍 9 条症状中的 6 条。

(2)B：多动/冲动。至少符合多动/冲动 9 条症状中的 6 条。

(3)C：至少持续 6 个月。

符合 A 诊断标准，但不符合 B 诊断标准，病程至少持续 6 个月，可诊断 ADHD-I 型；符合 B 诊断标准，但不符合 A 诊断标准，病程至少持续 6 个月，可诊断 ADHD-HI 型；混合型 ADHD-C 则需同时符合 A 和 B 诊断标准，病程至少持续 6 个月。如果有注意障碍或多动/冲动症状，但不符合 ADHD 的诊断标准，则诊断为其他类型的 ADHD。

2. 父母及教师评定量表(Swanson，Nolan and Pelham-Ⅳ rating scales，SNAP-Ⅳ)　是目前 ADHD 筛查、病情严重程度评估和治疗后疗效评估最常用的量表之一。其中 1～9 项描述行为与注意力是否集中有关，10～18 项描述行为与是否多动/冲动有关，19～26 项描述行为与是否对立违抗有关。2 个版本的 SNAP-Ⅳ量表均按 0～3 分进行四级评分，0 分表示完全没有，3 分表示很多。计分方法为计算各分量表项目的均值(即分量表总分/9)，得分＜1 为正常。老师评价儿童行为较客观，可请老师帮忙填写 SNAP-Ⅳ量表教师版。

(二)功能维度评估

1. 学术能力(academic performance) 平均绩点(grade point average,GPA):计算公式为∑(每门课程的绩点×学分)/总学分,最终得出平均分。

2. 行为问题(behavioral problems)

(1)Conners 量表:主要用于筛选儿童行为问题(特别是ADHD),适用于3~17岁儿童,是临床上应用最广泛的量表。本量表采用四级评分法。主要包括3种问卷,即父母问卷、教师问卷和父母教师问卷。父母问卷有48个条目,可归纳为品行问题、学习问题、心身障碍、冲动/多动、焦虑、多动指数6个因子。

(2)Achenbech CBCL 量表:适用于4~16岁儿童,提供了男女儿童的不同常模,用于评估儿童的注意障碍、行为障碍、情绪不稳定等,是一套应用较广泛、内容较全面的量表。

(3)儿童行为评价系统(behavior assessment system for children,BASC):适用于2岁以上儿童,是评价儿童人格和行为状况的系列工具,包括人格自我报告、父母评定量表、教师评定量表和学生观察系统。其中,BASC第二次修订版(BASC-2)可用于评估儿童的行为、情绪、自我知觉等,也可用于指导ADHD儿童治疗方案的制订。

(4)Vanderbilt ADHD 父母评定量表(Vanderbilt ADHD parent rating scale,VADPRS):该量表既可用于诊断ADHD,又可用于筛查常见共患病。该量表由家长进行评分,分为行为和表现两部分。行为部分用于评估注意障碍和多动/冲动的程度,直接来源于DSM-Ⅴ症状学标准的18条项目,以及筛查对立违抗障碍、品行障碍和筛查焦虑/抑郁的29条项目;每个项目均按无(0)、偶尔(1)、经常(2)、总是(3)进行四级评分。表现部分包括8条项目,用于评估儿童的学习功能、人际交往及家庭功能,每个项目均按优秀(1)、中上(2)、中等(3)、有点差(4)、很差(5)进行五级评分。国外文献报道该量表的 Cronbach α 系数为 0.94,分量表之间的相关系数在 0.75～0.79 之间。

3. **认知功能(cognitive function)**

(1)韦氏儿童智力量表(第 4 版)(Wechsler intelligence scale for children Ⅳ,WISC-Ⅳ):是目前国际上最著名、最权威、最有效的智力测量工具之一,由 14 个分测验组成。其测量结果提供 1 个全量表的总智商,用于说明儿童的总体认知能力;同时也导出另外 4 个合成指数,用于说明儿童在不同领域中的认知能力,其中工作记忆指数、加工速度指数呈现了 ADHD 儿童的工作记忆能力和信息处理能力。

(2)Stroop 色-词关联测验(the Stroop color-word association test):用于检测执行功能(executive function,EF)中的抑制成分(inhibition),包括 3 种测验,每种都是 1 张卡片,上面有 5 栏,每栏有 20 个条目的字(100 个字)。

(3)执行功能行为评定量表(behavior rating inventory of executive function,BRIEF)学龄儿童父母问卷:用于评估 6～18 岁儿童在学校和家庭中的执行功能情况。量表按没有(1)、有时(2)、经常(3)进行三级评分,共包含 86 个条目、2 个分量表、8 个因子。其中,行为管理指数(behavioral regulation index,BRI)包括抑制、转换、情感控制 3 个因子;元认知功能指数(metacognition index,MI)包括启动、工作记忆、计划、组织、监控 5 个因子。此外,BRIEF 量表还采用了不一致率、负性评价率来计算,确保填写内容客观真实。问卷没有明确的界限分,合格问卷中得分越高,提示执行功能受损越严重。信效度:各因子的重测信度为 0.60～0.81($P<0.01$,$n=31$),转换因子为 0.42),总执行量表、BRI、MI 的内部一致性系数为 0.92、0.83、0.89,各因子的内部一致性系数为 0.68～0.89($P<0.01$,$n=33$)。在校标效度方便,各因子与执行功能失常问卷(dysexecutive questionnaire，DEX)总分的相关系数为0.51～0.62($P<0.05$，$n=20$)。

(4)剑桥神经心理自动化成套测试软件(the Cambridge neuropsychological test automated battery，CANTAB)：在评估ADHD儿童的操作性执行功能的一项有力工具，多用停止信号任务(stop signal task，SST)、内外切换任务(intra extra-dimensional shift，IED)、空间工作记忆任务(spatial working memory，SWM)、剑桥袜任务(stockings of Cambridge，SOC)和快速信息处理任务(rapid visual information processing，RVP)来评定执行抑制、转换、工作记忆、计划等成分。

4. 社交技能(social skills) Weiss功能缺陷量表父母版(Weiss function impairment scale-self report，WFIRS-P)：是根据ADHD疾病特点编制的6～15岁ADHD儿童的社会功能评估工具。在间隔1～2周的重测信度中，除自我观念、冒险活动分量表偏低(0.61和0.64)外，其余分量表信度良好，整体重测信度为0.62～0.87，内部一致性系数为0.70～0.92($P<0.05$)。与ADHD RS-Ⅳ的相关系数为0.32～0.50($P<0.05$)，与BRIEF的相关系数为0.23～0.71($P<0.05$)。量表包含50个条目，用于评定ADHD儿童近1个月的行为表现，包括家庭、学习/学校、生活技能、自我观念、社会活动和冒险活动等6个分量表。按照从不(0)、偶尔(1)、经常(2)、总是(3)进行四级评分。各分量表每个项目得分相加后得到各维度的量表分，并计算量表总分和平均分。此外，该量表还设有不适用条目，计算平均分、总分时，不参与评分。评分标准：当任一功能领域至少有2项得2分、1项得3分或平均分>1.5分时，可认为临床上存在功能损害。

5. 系统家庭动力学自评量表 该量表主要被心理治疗师用于更客观地评价家庭内部交流、沟通、行为等抽象过程，并为治疗技术的选择和疗效评价提供线索和依据。信效度:整个问卷内部一致性系数为 0.64,4 个分量表内部一致性系数为 0.61~0.87,表明项目间具有内在一致性。条目间相关矩阵显示各条目间具有一定的相关性,其中有的条目间相关系数>0.5,有较高的相关性。量表共 23 个条目、4 个分量表,包括 A 家庭气氛、B 个性化、C 系统逻辑、D 疾病概念,量表总分等于各个分量表相加。各分量的界限分为 A 家庭气氛(24 分)、B 个性化(18 分)、C 系统逻辑(15 分)、D 疾病概念(12 分),分数越高于临界值则越好。

(三)共患其他精神障碍时的评估方法

1. 共患对立违抗障碍(oppositional defiant disorder,ODD) 使用 SNAP-Ⅳ量表进行评估。其中 19~26 项包含描述对立违抗相关项目,具体内容见前文。

2. 共患抑郁障碍(maior depressive disorder,MDD) 使用儿童抑郁量表(children's depression inventory,CDI)进行评估。这是当前国际上针对儿童青少年使用最多的自评量表,使用年龄为 7~17 岁。CDI 的突出优点是,在所有使用的抑郁量表工具中,CDI 所需阅读水平最低(只需要一年级阅读水平),题目内容比较贴近日常生活。信效度:分半相关系数为 0.70,校正后为 0.82。间隔 2 周,重测相关系数为 0.75。该量表有较好的结构效度。因素分析表明,CDI 的最大特征因素是量表的主要构成,除第 15 项外,所有条目在该因素上的负荷均在 0.30 以上,每一个条目与总分的相关都达显著水平(相关系数均在 0.20 以上)。量表共 27 条,分 5 个分量表,分别为快感缺乏、负性情绪、低自尊、低效感和人际问题。采用偶尔(0)、经常(1)、总是(2)进行三级评分,以说明症状出现的频率。总分 54 分,19 分即为确定抑郁症状的划界分数。

3. 共患焦虑障碍(anxiety disorder) 使用儿童焦虑性情

绪障碍筛查表(screen for child anxiety related emotional disorders,SCARED)进行评估。该量表适用于8～16岁儿童、青少年自评焦虑障碍,可作为临床辅助诊断及科研的筛查工具。信效度:间隔5周总分量表的重测信度为0.86,各分量表的重测信度为0.70～0.90;总分量表的内部一致性系数为0.90。对儿童焦虑障碍诊断的敏感性为71%,特异性为67%。总分与CBCL主诉的相关系数为0.406,与行为问题总分的相关系数为0.301。量表共41个项目,以无此问题(0),有时有(1),经常(2)进行三级评分。量表划分为躯体化/惊恐、广泛性焦虑、分离性焦虑、社交恐怖、学校恐怖5个因子。总分≥23分即提示存在焦虑。

4. 共患孤独症谱系障碍(autism spectrum disorder,ASD)

(1)孤独症诊断观察量表(autism diagnostic observation schedule,ADOS):是基于DSM-Ⅴ为诊断标准,可早期辅助诊断ASD患儿,具有较高的临床应用和参考价值。ADOS与孤独症访谈量表修订版(autism diagnostic interview-revised,ADI-R)相结合,可作为孤独症诊断的"金标准"。ADOS模块1的一致性系数为0.91;ADOS模块1的敏感性为96.5%,特异性为61.5%,具有较好的信度和实证效度。

ADOS包括4个模块,每个模块被设计用于某一特定发育水平及语言能力的儿童及成人。其中,模块1针对前语言/单字状态(无口语、仅有单词或偶有短语表达)的受试者。ADOS按0～3分进行四级评分,其中2或3分表示该项目存在明确的异常,1分表示较轻微的异常,0分为无异常。其中A、B领域带星号项目为诊断算法中的特定计分项目,根据A、B领域各自相应得分,以及A＋B领域总分的相应切截点即可做出ADOS分类。

(2)孤独症行为量表(autism behavior checklist,ABC):适

用于8个月以上人群的ASD筛查。共包含57个项目，每个项目按照四级评分，总分≥31分提示存在可疑孤独症样症状，总分≥67分提示存在孤独症样症状。当该筛查量表结果异常时，应及时将儿童转至专业机构以进一步确诊。

(3)克氏孤独症行为量表(Clancy autism behavior scale, CARS)：适用于2～15岁儿童，多用于儿保门诊、幼儿园、学校等对儿童进行快速ASD筛查。共包含14个项目，每个项目采用二级或三级评分，二级评分总分≥7分或三级评分总分≥14分，提示存在可疑孤独症问题。当该量表结果异常时，应及时将儿童转至专业机构以进一步确诊。

五、干预方法

(一)治疗原则

4～6岁ADHD儿童首选非药物治疗。6岁以后可采用药物治疗和非药物治疗相结合的综合治疗方法，以帮助患儿用较低药物剂量达到最佳疗效。

(二)药物治疗

目前使用最广泛的药物为中枢兴奋药和非中枢兴奋药两大类。目前，我国主要使用的中枢兴奋药是哌甲酯(methylphenidate, MPH)类药物；非中枢兴奋药主要是指盐酸托莫西汀，这两大类药物是目前ADHD药物治疗的一线用药。这些药物主要作用于儿茶酚胺信号通路，通过激动儿茶酚胺受体，增加多巴胺或去甲肾上腺素的可用性，促进注意力维持、减少多动冲动行为；同时也可进一步广泛调节大脑回路的神经传递，这些大脑回路控制一系列认知功能，包括执行功能、对奖赏的反应、记忆力和时间控制。

我国将药物治疗作为ADHD的一线首选治疗手段。然而，尽管药物治疗可显著改善ADHD儿童的核心症状，也能在一定程度上改善儿童的执行功能和认知功能，但药物的使用在某些方面仍受到限制：①大部分患者无法规范用药；②虽然药物对睡眠、食欲和生长的不良影响不严重，但很常见；③部分家长对药物治疗持保留态度。以上因素都使得药物治疗的依从性受到影响，脱落率高达29%～65%。因此，医师通常建议辅以非药物治疗同时进行干预。目前，经过临床验证有效的非药物治疗手段也有许多，每种干预方法的侧重点不同，且各有其优缺点。

（三）非药物治疗

目前，根据治疗手段的基本原理不同，非药物治疗大致可分为五大类，即心理治疗、认知训练、物理治疗、运动治疗和饮食调整。此外，将各类非药物治疗结合，是近年非药物治疗的发展趋势。

1. 心理治疗 狭义上，心理治疗是指通过专业的治疗师与来访者进行互动，激发和调动来访者进行改变的动机和潜能，缓解来访者的心理症状及相关痛苦，促进来访者的人格成熟和发展。针对ADHD儿童常用的心理治疗包括认知行为疗法、系统式家庭疗法、正念疗法，以及以上心理治疗方法的整合。

（1）认知行为疗法：认知行为疗法是国内外指南中有确切循证证据的治疗方法。针对低年龄段（12岁以下）儿童，主要通过培养父母和教师使用行为管理技术，帮助患儿增加目标行为，减少问题行为（走神、拖延、冲动、多动等）。进入青少年阶段后，随着儿童认知的发展，在行为管理的基础上对患儿进行认知矫正和重建，也有助于提升患儿自我认知调节和行为管理能力，减轻ADHD相关症状带来的不良影响。目前已有很多以行为疗法为理论基础而开发的ADHD干预项目，例如，专门针对父母开发的积极养育项目（positive parenting program，

3P)、儿童行为改善培训项目(incredible years,IY)、亲子互动疗法(parent child interaction therapy,PCIT)和新森林育儿计划(new forest parenting programme,NFPP),以及针对儿童具体技能研发的社会技能培训(social skill training,SST)。

(2)系统式家庭疗法:系统式家庭疗法是以家庭为单位的一种心理治疗方法。它以系统观为基础,以子系统和边界、模式与规则、家庭结构与关系为主要内容,通过改变家庭动力和家庭组织结构以改变个人和家庭。自20世纪80年代系统式家庭疗法引入我国以来,治疗师们在实践中广泛采用了系统式提问(循环提问、差异提问等)、家庭作业、非言语技术等方法。已有研究表明,系统式家庭疗法可改善儿童学校表现,尤其是外化行为(如冲动、违抗等),能帮助家庭发展更具支持性、功能性的互动关系,并通过行为管理和训练等,缓解ADHD儿童的症状。系统式家庭疗法还可联合药物或其他非药物方法施行多维度治疗,以发挥更全面的疗效。目前发展较为成熟的治疗方法是在家庭环境中实施的多家庭疗法(multiple family therapy,MFT)和结构式家庭疗法(structural family therapy,SFT)。

(3)正念疗法:"正念"的概念起源于佛教,之后结合了西方心理学知识,逐渐发展成一套成熟有效的心理学治疗手段。以正念为基础的干预(mindfulness-based intervention,MBI)主要包括两部分:①对注意力的调节,是指对思想、感觉和感觉瞬间变化的观察和注意;②保持对当下的好奇,以包容、开放的心态面对当下的现实。MBI作为治疗ADHD,尤其是在改善患儿注意力不集中这一主要症状上已逐渐被接受并采用。最新研究表明,通过正念练习,学习将注意力集中在某件事物上,如呼吸,有助于提高个体对于注意力的控制;同时影像学证据也表明,通过MBI治疗后,影响注意力的脑区也发生了有利的神经可塑性变化。因此,正念疗法带来的变化不仅会体现在行为上,神经水平的改变也是存在的。目前,用于ADHD治疗的基于正念的干预措施包括正念认知疗法(mindfulness-based cognitive therapy,MBCT)、正念意识练习(mindfulness awareness practices,MAP)、正念减压训练(mindfulness-based stress reduction,MBSR)。

2. **认知训练** 认知功能是指人们心理活动过程的一个基本阶段,一般包括感觉、知觉、注意、记忆、思维、想象等一些基本的心理过程。近年来,认知训练被研究作为一种潜在的ADHD治疗方法,主要是基于康复科学和当代发展神经科学关于大脑可塑性的证据支持。研究认为,与ADHD有关的关键大脑网络可通过受控的信息处理任务得到加强,从而使这部分大脑所服务的认知过程得到改善。目前已有很多经过临床试验验证有效的认知训练方法,如注意控制、工作记忆训练、抑制控制训练等,这些训练通常是通过在计算机设计的软件程序进行的,训练任务的难度会在各阶段自动增加,不断挑战患者的能力边界。

通过认知训练,ADHD患儿的注意力、工作记忆、执行功能可以得到一定程度上的提升,并且在与药物联用的基础上弥补药物治疗的不足。然而,单一的认知训练能否改善ADHD患儿的核心症状在目前的研究中还无法肯定,这有待于认知训练进一步完善发展,以达到促进认知功能的改善迁移至临床症状的好转。

3. **物理治疗** 目前,较为成熟并广泛运用于临床的物理治疗手段是神经反馈。人们的大脑在运作过程中会产生微量电流,而神经反馈仪通过与计算机连接,能够检测患者当下的脑波活动状态,将生物指标转变成直观的视觉或听觉信息,并通过分析当时各脑区的活动,针对薄弱部位运用特定的游戏程序来协助锻炼大脑，让患者通过训练有意识地改变心理和行为，从而改善生物指标和 ADHD 临床症状。最新的统计研究显示，神经反馈的治疗效果在治疗结束和停止后仍然存在，尤其是对于注意力不集中的改善，可平均维持到训练结束后的 6 个月，其所能取得的症状改善在短期内甚至可与药物治疗相当。因此，神经反馈治疗也是 ADHD 非药物治疗的推荐方法之一。神经反馈的类型包括近脑电生物反馈、红外神经反馈和功能磁共振成像神经反馈。

近年来，多种较为新颖的物理治疗手段已运用于 ADHD 的治疗，包括物理治疗中的经颅直流电刺激和经颅磁刺激，这些方法同样可改善患儿的认知功能缺陷和 ADHD 症状，但其在儿童、青少年中使用的安全性及具体效用还需要更多的临床证据。此外，部分中医治疗手段，如针灸、推拿等也有相关文献报告，这些干预方法也能够对 ADHD 的治疗起到一定辅助作用。

4. **运动治疗**　适度的身体活动可以通过增强神经递质系统、神经营养因子和神经发育来改善心理健康。身体运动可能发挥类似兴奋药物的生理作用，增加多巴胺和去甲肾上腺素的分泌，从而缓解 ADHD 症状。最新研究表明，运动对患有 ADHD 的儿童和青少年具有一定的积极影响，其不仅可以改善多动、冲动的症状，也能提高患者的执行功能。目前，运用于 ADHD 治疗干预的运动治疗种类繁多，较为常见的有感觉统合训练、各类有氧运动（游泳、骑自行车、打太极拳、跳健身舞、跳绳/做韵律操、球类运动等）。

5. **饮食调整**　饮食调整主要有以下 3 种方法：①限制饮食（去除饮食中的特定食物，如鸡蛋、小麦等）；②消除人工食用色素；③补充多不饱和脂肪酸。目前研究显示，补充多不饱和脂肪酸和消除人工食用色素可能对 ADHD 症状的改善有益，尽管前者的影响很小，后者的影响也仅限于存在食物过敏和不耐受的 ADHD 儿童。因此，饮食调整的疗效还有待进一步临床试验的评估。

在胃肠道消化领域对于 ADHD 的研究也取得了一些新的进展。例如，有研究表明 ADHD 儿童存在有胃肠道菌群失调，这可能导致菌群-肠-脑轴功能紊乱，神经递质水平失衡，从而引发 ADHD 症状。但此方面的研究尚不成熟，也尚无相关干预手段用于 ADHD 治疗的报道。

6. 各种非药物治疗结合

(1)心理治疗与认知训练结合

1)在医院背景开展的系统式执行技能训练：笔者的课题组引进再创新治疗技术，目前已在全国推广。系统式执行技能训练以认知行为疗法为治疗手段，以反应抑制、情绪调控、时间管理、组织计划的功能培训为主要内容，结合学习、人际互动的任务训练，通过治疗师引导带领的家庭团体和儿童团体对 ADHD 儿童进行系统的干预治疗。实践和研究证据表明，系统式执行技能训练可改善患儿执行功能缺陷，减少问题症状，并可帮助提高学龄期 ADHD 儿童的社会功能。在目前需要大力发展 ADHD 非药物治疗的大背景下，笔者课题组的治疗技术是我国首次自主研发的适合中国 ADHD 儿童的执行技能训练。

2)在学校背景实施的家庭作业、组织和计划技能(homework，organization，and planning skills，HOPS)干预、挑战地平线计划(challenging horizons program，CHP)、协作生活技能训练(collaborative life skills，CLS)等。

(2)药物和行为治疗结合：NIMH 儿童多动症合作多模式治疗研究(The NIMH cooperative multimodal treatment study of children with ADHD)。

从干预参加者的角度也可发现整合的趋势。开始时，干预措施主要在临床环境中实施，由患者和医师参与；之后，家长逐渐加入训练干预中，甚至发展出专门针对ADHD儿童家长的“家长训练”。此时“家庭-医院”的联合干预就已逐渐建立。同时，学校因素对于ADHD儿童也至关重要。因此，笔者开始针对教师进行ADHD儿童行为的科普，并开设教师培训。当家校双方都能逐渐意识到自己在孩子成长教育中有着不可或缺的重要意义时，“家-校-医”的联盟也逐步完善。

第二节　阈下注意缺陷多动障碍

如前文所述，很多儿童存在注意力不集中、完成作业慢、活动过度等各类问题，平日里已经让老师和家长们头疼不已。但当这部分儿童进行专业评估后，往往由于无法完全满足所有诊断条目而不能确诊为ADHD。随着研究的不断深入，阈下ADHD的概念逐渐走入人们的视野。研究发现，在儿童症状的严重程度符合ADHD诊断之前，还存在着亚临床症状阶段，即阈下ADHD，其发生率达23.1%。

阈下ADHD，即亚临床ADHD的定义至今仍不明确。Judit等的综述提出阈下ADHD定义的4种形式：①具有最小数量的用于注意力不集中和(或)多动的DSM-Ⅳ症状，但未达到完全症状标准；②具有最小数量的用于注意力不集中和(或)多动的DSM-Ⅳ症状，但未达到完全DSM-Ⅳ症状标准，且符合DSM-Ⅳ的严重程度、病程等其他标准；③达到完全DSM-Ⅳ症状标准，但未达到DSM-Ⅳ的严重程度、病程等其他标准；④在自我报告的量表评估中得分升高。

研究显示，12%～70%的阈下ADHD儿童至少有一种共患病。常见共患病包括对立违抗性障碍、品行障碍、情绪障碍、焦虑障碍和抽动障碍，且阈下 ADHD 儿童的焦虑障碍共病率高于全综合征 ADHD 儿童，其他类型障碍与两者的共病率则无明显差异。

Malmberg 等指出，阈下 ADHD 是 ADHD、抑郁障碍、品行障碍、适应障碍、反社会人格障碍及物质滥用的危险因素。处于阈下 ADHD 的儿童常常被家长和医师忽略，但临床可见大量阈下 ADHD 儿童发展成为确诊的 ADHD，以及酒精依赖、重性抑郁障碍等精神障碍。

因此，对阈下 ADHD 儿童进行早期有效干预，对预防 ADHD 和其他精神障碍的发生、改善受损儿童的功能损害，继而减少继发各类社会问题发生的意义重大。目前研究显示，阈下 ADHD 的治疗方法可参照 ADHD。

第三节　其他注意力相关障碍

除 ADHD 和阈下 ADHD 以外，各种形式的注意损害也常存在于其他一种或多种障碍中。

一、抑郁障碍

抑郁障碍通常起病于成年早期，但临床上，儿童青少年抑郁症越来越多见。抑郁症的病程至少持续 2 周，主要以心境低落、兴趣下降和愉悦感缺失、精力和体力下降为三大核心表现。抑郁症患者常存在注意涣散，表现为注意集中及保持适当时间的困难。此外，注意集中缓慢，即注意集中过程缓慢且难以从不同场景中灵活转换，在抑郁症中也很常见。

二、焦虑相关障碍

焦虑相关障碍患者常存在注意增强的表现，指个体对某些

训练 0:定目标

1. 表格示例

行为合约样本

小新同意： 不需要父母监督催促,在晚上 8 点前完成所有家庭作业
为了帮助小新达到目标,父母提供的帮助： 2 次提醒
小新达到目标时： 不需要父母监督,自觉在 8 点前完成作业,可获得奖励分 100 分
小新未能达到目标时： 拖延完成作业时间超过半小时,父母催促 2 次不听,倒扣奖励分 50 分

奖励清单样本

短期		中期		长期	
奖励	分数	奖励	分数	奖励	分数
看电视半小时	50	买喜欢的零食	200	外出就餐	500
玩玩具半小时	50	买新的文具	300	去公园游玩	600
玩游戏机半小时	100	买喜欢的故事书	400	去溜冰或游泳	600
睡前玩耍半小时	100	周末和朋友度过	400	买电子手表	1000

奖励分数增减表(参考选项)

挣取奖励分		扣除奖励分	
原因	加分	原因	减分
提前完成作业,根据提前时间长短酌情	30～60	延迟完成作业超过1小时,且需要不断催促	40
作业整齐工整	20	作业字迹潦草	10
作业错误少于3个	30	作业错误多于5个	20
早上按时起床	30	早上赖床超过15分钟	20
晚上按时睡觉	30	晚上推迟上床超过30分钟	20
自己收拾好课桌书包	30	在父母帮助下仍拒绝收拾书包	20
帮父母做家务,按帮忙程度酌情加分	20～60	父母需要帮忙时故意推脱,甚至态度恶劣	30
和父母外出期间,遵守父母提出的规则	10～50	和父母外出期间,出现不适当的行为,给父母带来麻烦	30

目标示例

儿童的 SMART 目标记录

儿童的 SMART 目标：不需要父母监督催促，在晚上 8 点前完成所有家庭作业。

目前目标行为情况及对应的分数：目前需要家长反复提醒督促 10 次，在 8 点至 8 点 30 分能完成所有作业；对应打分 2 分，在 2 处画圈。

最低目标行为情况及对应分数：在家长提醒 4 次的情况下，在 8 点 30 分能完成所有作业；对应打分 6 分，在 6 处画圈。

最高目标行为情况及对应分数：在家长提醒 2 次的情况下，在 8 点能完成所有作业；对应打分 9 分，在 9 处画圈。

0 1 ② 3√ 4 5 ⑥ 7 8 ⑨ 10

（每次作业中对当前目标行为打分。例如第 1 周，儿童如在家长督促 8 次的情况下，在 8 点 30 分完成作业，则可在 3 分位置画√，每次作业均需对目标完成情况打分）

2. 家长任务

（1）制定自己的目标，并帮助儿童制定儿童目标。

家长的 SMART 目标：____________________

目前目标行为情况及对应分数：____________

最低目标行为情况及对应分数：____________

最高目标行为情况及对应分数：____________

0 1 2 3 4 5 6 7 8 9 10

(2)与儿童一起制定行为合约(儿童认可接受)。

3. 儿童课后任务

(1)制定目标

儿童的 SMART 目标:____________________

目前目标行为情况及对应分数:____________

最低目标行为情况及对应分数:____________

最高目标行为情况及对应分数:____________

0　1　2　3　4　5　6　7　8　9　10

(2)与父母制定行为合约(也可以给父母计分,如发脾气扣分,保持好的提醒习惯加分)。

训练1:分心走神怎么办

1. 儿童课堂知识点介绍

(1)自我避免分心:①写小纸条,如把“我要专心”贴在桌子上;②划“正”字记录自己每天走神的次数;③每隔20分钟休息1次;④计划每天进步一点点,记录每天完成作业的时间。

(2)让父母更好地帮助自己不分心不走神,而不是批评或发脾气:①让妈妈叫我的名字提醒,爸爸指一下作业本提醒;②跟妈妈“签合同”,如果按时完成作业就可以做自己喜欢的事情;③如果父母不耐烦,给他们计负分。

(3)请他人(老师、同学等)帮助自己不分心走神:①叫我的名字提醒;②拍拍我的肩膀提醒;③提前约定一个小手势提醒等;④与老师签合约,如果做到不分心走神,可以得到相应奖励(如小红花、积分等)。

2. 家长任务

(1)帮助儿童避免分心走神(儿童接受并成功实行)。

(2)家长目标完成情况记录。

0 1 2 3 4 5 6 7 8 9 10

3. 儿童课后任务

(1)儿童目标完成情况记录。

0 1 2 3 4 5 6 7 8 9 10

(2)下次课列举2个成功提醒自己避免分心走神的方法。

(3)列举父母和老师帮助自己成功避免分心走神的方法(儿童接受并且成功实行)。

训练2:三思而后行

1. 儿童课堂知识点介绍

(1)"四格表"式思考方式:做事情的短期和长期的好处和坏处。

"四格表"式思考表

	短期		长期	
自己	好处	坏处	好处	坏处

(2)如何三思而后行,学习应用"四格表"进行理性思考:遇事先停下来想一想,如果这件事情这么做,它的短期和长期的好处、坏处各是什么,从而避免冲动办坏事。

"四格表"式思考表示例

	短期		长期	
我特别不喜欢晨晨,课间时他笑我做作业慢,我一气之下,把语文书往他脸上砸去,把他的脸砸出血了。老师知道后,立刻把我的妈妈叫来学校了	好处 暂时出气了	坏处 老师把妈妈叫来学校了	好处 ?	坏处 别人把我当作坏孩子

2. **家长任务**

(1)提醒和帮助儿童练习使用“四格表”来思考问题和做事。

(2)家长目标完成情况记录。

0　1　2　3　4　5　6　7　8　9　10

3. **儿童课后任务**

(1)儿童目标完成情况记录。

0　1　2　3　4　5　6　7　8　9　10

(2)在日常生活学习中运用“四格表”思考问题和做事。

(3)下次课带回用“四格表”填写的 2 件思考后再行动的事情(学习方面,或者与家长、老师、同学相处方面等)。

	短期		长期	
自己	好处	坏处	好处	坏处

训练3:合理提要求

1. 儿童课堂知识点介绍

(1)什么是合理提要求

1)时间合理:叫出称呼,尽量避免打扰对方。

2)要求合理:说出想请求做的事情,并且是对方可以做到的,尽量不要为难对方。

3)态度合理:征得对方同意,语气要诚恳,不要胡搅蛮缠。

(2)遇到意外情况的处理方法

1)询问计划变更的原因(态度合理)。

2)根据原因做相应的调整(换时间、做其他的事情、找其他人一起玩等)。

3)可发泄情绪,但行为是合适的(可以用语言表达不满,行为上可以撕纸等发泄情绪,但不能骂人、打人、破坏公物等)。

2. 家长任务

(1)帮助儿童练习合理提要求。

(2)帮助儿童遇到计划有变时能灵活应变。

(3)家长目标完成情况记录。

0　1　2　3　4　5　6　7　8　9　10

3. 儿童课后任务

(1)儿童目标完成情况记录。

0　1　2　3　4　5　6　7　8　9　10

(2)练习合理提要求:下次上课时列举2个自己合理提要求的例子。

(3)下次课列举1个遇到突发事情后灵活应变的例子。

训练4:记忆训练——列清单

1. 儿童课堂知识点介绍

列清单,做事情:①将自己要做的事情写出来;②按时间顺序排列;③做完一项勾掉一项;④可以在上学前做,也可以放学后做;⑤保证自己不会忘记事情。

放学工作清单示例

步骤及内容	自己的计划单	检查是否完成(√)
1. 上交所有已经完成的课堂作业		
2. 归还所有向同学或老师借来的物品		
3. 收拾整理需要带回家的所有物品		
(1)课本、笔记本、作业本		
(2)作业记录本或老师家长联系本		
(3)铅笔盒(笔、橡皮、尺、三角本、修正液)		
(4)饭盒(筷子或勺)		
(5)红领巾、衣物(小黄帽、手套、外套)		
(6)特殊用品(手工课或体育课的用具)		
(7)检查课桌四周地面是否有遗落的物品		
(8)将东西放入书包后,拉好书包拉链或扣好书包扣搭		
自问: 我是否忘掉什么东西?		

2. 家长任务

(1)帮助儿童制定工作清单。

(2)提醒儿童使用列清单来做事。

(3)家长目标完成情况记录。

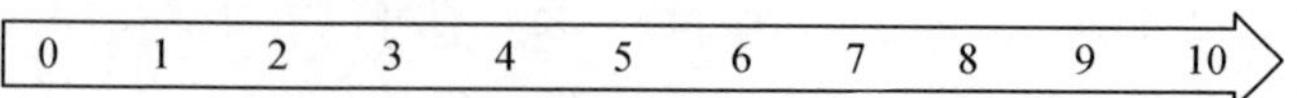

3. 儿童课后任务

(1)儿童目标完成情况记录。

0 1 2 3 4 5 6 7 8 9 10

(2)根据自己每天上学所需,制作一个上学准备清单(如书包、红领巾、水杯、书本作业等)。

(3)跟父母一起逛超市,出发之前制作一个超市购物清单。

训练5:时间计划表

1. 儿童课堂知识点介绍

(1)作业多,这样做:①把作业分类;②每项作业分成几个小部分,一小部分做20~30分钟,两小部分作业之间休息5~10分钟;③每完成一项作业,中间休息10~15分钟,可以吃零食,也可以看会漫画、动画片。

(2)时间计划表步骤:①将要做的事情列出来,分成几个小部分;②做一会儿事情,休息一会儿;③事先计划好时间,定闹钟或让父母、老师提醒;④不着急,不拖沓,一步一步来。

(3)注意事项:①提前计划好完成的时间;②做完后,写下实际完成的时间;③比较实际和计划完成的时间是否相同。如果不同,原因是什么。

时间计划表示例

计划时间	任务内容	实际时间	遵守	原因及对策
19:00 开始 19:30 结束	语文作业	19:00 开始 19:20 结束	是	提前完成。剩余时间休息
19:31 开始 19:40 结束	看漫画书	19:21 开始 19:40 结束	是	按时
19:41 开始 20:10 结束	数学:计算	19:41 开始 20:30 结束	否	走神了。提醒自己不要走神
20:11 开始 20:20 结束	玩手机	20:31 开始 20:50 结束	否	没控制住玩的时间。需爸爸提醒
20:21 开始 20:50 结束	英语:抄词	20:51 开始 21:20 结束	是	按时

2. 家长任务

(1)帮助儿童制定时间计划表。

(2)提醒儿童使用时间计划表。

(3)家长目标完成情况记录。

0 1 2 3 4 5 6 7 8 9 10

(4)SMART 目标完成情况记录。

0 1 2 3 4 5 6 7 8 9 10

3. 儿童课后任务

(1)儿童目标完成情况记录。

0 1 2 3 4 5 6 7 8 9 10

(2)制作自己的时间计划表。

训练0:定目标

1. 表格示例

行为合约样本

小新同意： 不需要老师提醒，记全当日作业
为了帮助小新达到目标，老师提供的帮助： 2次提醒
小新达到目标时： 不需要老师提醒，自己记全当日作业，可获得奖励分50分
小新未能达到目标时： 不记作业，老师提醒2次仍不记作业，倒扣奖励分30分

奖励分数增减表(参考选项)

挣取奖励分		扣除奖励分	
原因	加分	原因	减分
遵守课堂纪律被老师表扬1次	50	违反课堂纪律被老师批评1次	30
参与课堂讨论并且发言适当	40	不恰当地插嘴和讨论	20
全天都和同学们和睦相处，惹恼同学的次数少于3次	30	招惹同学多于3次，或者与同学发生争执、打闹	20

2. 家长任务

(1)制定自己的目标,并帮助儿童制定儿童目标。

家长的 SMART 目标

➢ 目前目标行为情况及对应的分数:__________

➢ 最低目标行为情况及对应分数:__________

➢ 最高目标行为情况及对应分数:__________

0 1 2 3 4 5 6 7 8 9 10

(2)与儿童一起制定行为合约(儿童认可并接受)。

3. 儿童课后任务

(1)制定儿童的家庭 SMART 目标。

儿童的 SMART 目标

➢ 目前目标行为情况及对应的分数:__________

➢ 最低目标行为情况及对应分数:__________

➢ 最高目标行为情况及对应分数:__________

0 1 2 3 4 5 6 7 8 9 10

(2)与父母一起制定行为合约(也可以给父母计分,如发脾气扣分,保持好的提醒习惯加分)。

4. 教师任务

(1)了解儿童的家庭 SMART 目标。

(2)与儿童一起制定相关的学校目标。

(3)制定学校行为合约。

训练1:分心走神怎么办

1. 儿童课堂知识点介绍

(1)自我避免分心:①写小纸条,如把“我要专心”贴在桌子上;②划“正”字记录自己每天走神的次数;③每隔20分钟休息1次;④计划每天进步一点点,记录每天完成作业的时间。

(2)让父母更好地帮助自己不分心不走神,而不是批评或发脾气:①让妈妈叫我的名字提醒,爸爸指一下作业本提醒;②跟妈妈“签合同”,如果按时完成作业就可以做自己喜欢的事情;③如果父母不耐烦,给他们计负分。

(3)请他人(老师、同学等)帮助自己不分心走神:①叫我的名字提醒;②拍拍我的肩膀提醒;③提前约定一个小手势提醒等;④与老师签合约,如果做到不分心走神,可以得到相应奖励(如小红花、积分等)。

2. 家长任务

(1)帮助儿童避免分心走神(儿童接受并成功实行)。

(2)家长目标完成情况记录。

0 1 2 3 4 5 6 7 8 9 10

3. 儿童课后任务

(1)儿童目标完成情况记录。

0 1 2 3 4 5 6 7 8 9 10

(2)下次课列举2个成功提醒自己避免分心走神的方法。

(3)列举父母和老师帮助自己成功避免分心走神的方

法（儿童接受并且成功实行）。

4. **教师任务**

（1）观察儿童课堂上分心走神情况，有无使用提醒自己避免分心走神的小方法。

（2）提供帮助儿童避免分心走神的方法。

（3）填写第 1 周儿童目标行为记录表，在方法和评估结果相应情况上画√。

儿童目标行为记录表（第 1 周）

姓名：________ 年龄：________ 班级：________ 日期：________

	目标行为	方法	结果	评估
周一	儿童运用小方法成功帮助自己减少分心走神的次数	①写“我要专心”小纸条贴在桌子上 ②划“正”字记录自己每天走神的次数 ③叫名字提醒、拍拍肩膀提醒、手势提醒等 ④其他	目标行为出现 3 次及以上☺ 目标行为出现 1～2 次😐 目标行为出现 0 次或出现更多问题行为☹	☺ 😐 ☹
周二				☺ 😐 ☹
周三				☺ 😐 ☹
周四				☺ 😐 ☹
周五				☺ 😐 ☹
总结：				

训练2:三思而后行

1. 儿童课堂知识点介绍

(1)"四格表"式思考方式:做事情的短期和长期的好处和坏处。

"四格表"式思考表

	短期		长期	
自己	好处	坏处	好处	坏处

(2)如何三思而后行,学习应用"四格表"进行理性思考:遇事先停下来想一想,如果这件事情这么做,它的短期和长期的好处、坏处各是什么,从而避免冲动办坏事。

2. 家长任务

(1)提醒和帮助儿童练习使用"四格表"来思考问题和做事。

(2)家长目标完成情况记录。

0 1 2 3 4 5 6 7 8 9 10

3. 儿童课后任务

(1)儿童目标完成情况记录。

0 1 2 3 4 5 6 7 8 9 10

(2)在日常生活学习中运用"四格表"思考问题和做事。

(3)下次上课时带回用"四格表"填写的2件思考后再

行动的事情(学习方面,或者与家长、老师、同学相处方面等)。

4. **教师任务**

(1)提醒和帮助儿童遇事时使用“四格表”思考问题和做事。

(2)填写第 2 周儿童目标行为记录表,在方法和评估结果相应情况上画√。

儿童目标行为记录表(第 2 周)

姓名:________ 年龄:________ 班级:________ 日期:________

	目标行为	方法	结果	评估
周一	儿童学习、生活中遇事时运用“四格表”思考问题和做事的次数	①学习方面:能按时完成作业;不喜欢的科目能试着先预习并完成作业等 ②跟同学的矛盾冲突减少 ③跟老师的冲突减少 ④其他	目标行为出现 3 次及以上☺ 目标行为出现 1~2 次😐 目标行为出现 0 次或出现更多问题行为☹	☺ 😐 ☹
周二				☺ 😐 ☹
周三				☺ 😐 ☹
周四				☺ 😐 ☹
周五				☺ 😐 ☹
总结:				

训练3:合理提要求/灵活应变

1. 儿童课堂知识点介绍

(1)什么是合理提要求

1)时间合理:叫出称呼,尽量避免打扰对方。

2)要求合理:说出想请求做的事情,并且是对方可以做到的,尽量不要为难对方。

3)态度合理:征得对方同意,语气要诚恳,不要胡搅蛮缠。

(2)遇到意外情况的处理方法

1)询问计划变更的原因(态度合理)。

2)根据原因做相应的调整(换时间、做其他的事情、找其他人一起玩等)。

3)可发泄情绪,但行为是合适的(可以用语言表达不满,行为上可以撕纸等发泄情绪,但不能骂人、打人、破坏公物等)。

2. 家长任务

(1)帮助儿童练习合理提要求。

(2)帮助儿童遇到计划有变时能灵活应变。

(3)家长目标完成情况记录。

0 1 2 3 4 5 6 7 8 9 10

3. 儿童课后任务

(1)儿童目标完成情况记录。

0 1 2 3 4 5 6 7 8 9 10

(2)练习合理提要求:下次上课时列举2个自己合理提

要求的例子。

(3)下次上课时列举 1 个遇到突发事情后灵活应变的例子。

4. 教师任务

(1)观察儿童合理提要求和灵活应变的情况。

(2)提醒和帮助儿童遇事时合理提要求和灵活应变。

(3)填写第 3 周儿童目标行为记录表,在方法和评估结果相应情况上画√。

儿童目标行为记录表(第 3 周)

姓名:________ 年龄:________ 班级:________ 日期:________

<table>
<tr><th></th><th>目标行为</th><th>方法</th><th>结果</th><th>评估</th></tr>
<tr><td>周一</td><td rowspan="5">儿童合理提要求和灵活应变的次数</td><td rowspan="5">①合理提要求能做到时间合理、要求合理、态度合理
②遇到意外的情况时能做到询问计划变更的原因,能根据原因做相应的调整、适当发泄情绪</td><td rowspan="5">目标行为出现 3 次及以上☺
目标行为出现 1～2 次😐
目标行为出现 0 次或出现更多问题行为☹</td><td>☺ 😐 ☹</td></tr>
<tr><td>周二</td><td>☺ 😐 ☹</td></tr>
<tr><td>周三</td><td>☺ 😐 ☹</td></tr>
<tr><td>周四</td><td>☺ 😐 ☹</td></tr>
<tr><td>周五</td><td>☺ 😐 ☹</td></tr>
<tr><td colspan="5">总结:</td></tr>
</table>

训练 4:记忆训练——列清单

1. 儿童课堂知识点介绍

列清单,做事情:①将自己要做的事情写出来;②按时间顺序排列;③做完一项勾掉一项;④可以在上学前做,也可以放学后做;⑤保证自己不会忘记事情。

2. 家长任务

(1)帮助儿童制定工作清单。

(2)提醒儿童使用列清单来做事。

(3)家长目标完成情况记录。

0	1	2	3	4	5	6	7	8	9	10

3. 儿童课后任务

(1)儿童目标完成情况记录。

0	1	2	3	4	5	6	7	8	9	10

(2)根据自己每天上学所需,制作一个上学准备清单(如书包、红领巾、水杯、书本作业等)。

(3)跟父母一起逛超市,出发之前制作一个超市购物清单。

4. 教师任务

(1)提醒及观察儿童使用列清单做事情。

(2)填写第 4 周儿童目标行为记录表,在方法和评估结果相应情况上画√。

儿童目标行为记录表(第 4 周)

姓名：________ 年龄：________ 班级：________ 日期：________

	目标行为	方法	结果	评估
周一	儿童运用列清单做事的次数	①上学准备清单 ②放学准备清单 ③其他	目标行为出现 3 次及以上☺ 目标行为出现 1～2 次😐 目标行为出现 0 次或出现更多问题行为☹	☺ 😐 ☹
周二				☺ 😐 ☹
周三				☺ 😐 ☹
周四				☺ 😐 ☹
周五				☺ 😐 ☹
总结：				

训练 5:时间计划表

1. 儿童课堂知识点介绍

(1)作业多,这样做:①把作业分类;②每项作业分成几个小部分,一小部分做 20～30 分钟,两小部分作业之间休息 5～10 分钟;③每完成一项作业,中间休息 10～15 分钟,可以吃零食,也可以看会漫画、动画片。

(2)时间计划表步骤:①将要做的事情列出来,分成几个小部分;②做一会儿事情,休息一会儿;③事先计划好时间,定闹钟或让父母、老师提醒;④不着急,不拖沓,一步一步来。

(3)注意事项:①提前计划好做事情的时间;②做完后,写下实际做事情的时间;③比较实际和计划完成的时间是否相同,如果不同,原因是什么。

2. 家长任务

(1)帮助儿童制定时间计划表。

(2)提醒儿童使用时间计划表。

(3)家长目标完成情况记录。

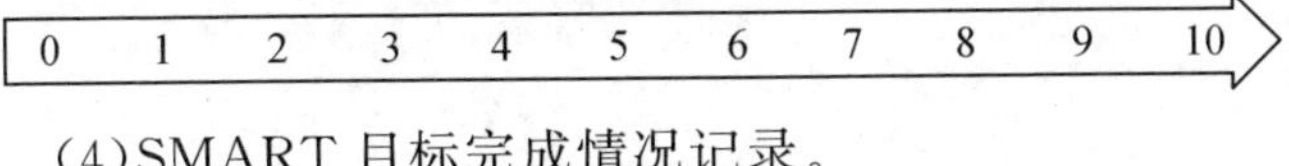

(4)SMART 目标完成情况记录。

0 1 2 3 4 5 6 7 8 9 10

3. 儿童课后任务

(1)儿童目标完成情况记录。

0 1 2 3 4 5 6 7 8 9 10

(2)制作自己的时间计划表。

4. **教师任务**

(1)观察及提醒儿童使用时间计划表。

(2)填写第 5 周儿童目标行为记录表,在方法和评估结果相应情况上画√。

儿童目标行为记录表(第 5 周)

姓名:________ 年龄:________ 班级:________ 日期:________

	目标行为	方法	结果	评估
周一	儿童运用时间计划表的次数	①使用时间计划表后每天作业很好地完成 ②学校自习时可使用时间计划表 ③其他	目标行为出现 3 次及以上☺ 目标行为出现 1～2 次😐 目标行为出现 0 次或出现更多问题行为☹	☺ 😐 ☹
周二				☺ 😐 ☹
周三				☺ 😐 ☹
周四				☺ 😐 ☹
周五				☺ 😐 ☹
总结:				

事物的注意异常增强，如疑病倾向的人对自身躯体不适的格外关注。

三、双相情感障碍

当前，双相Ⅰ型情感障碍病程至少持续 1 周，主要以心境高涨和(或)易激惹为主要表现。常见的注意损害表现为随境转移，也可理解为被动注意的增强，即注意可以集中到明确的对象上，但容易受外界环境的影响而将注意转移到新的对象上。

四、孤独症谱系障碍

孤独症谱系障碍是一种严重的发育性障碍，自幼起病。其核心三联征包括社会交流障碍、语言障碍和刻板重复运动。孤独症患儿常见的注意损害表现为注意固定，指牢固地专注于某一事物或观念而不易转移，如只专注于玩某种玩具等。

五、儿童青少年精神分裂症

儿童青少年精神分裂症的发病高峰通常在青春期早期(12～16 岁)，临床上以基本个性改变、特征性思维障碍、感知觉异常、情感与环境不协调、孤独性表现为主要特征。精神分裂症患者中的注意损害常表现为注意增强和注意涣散。

六、其　他

各种慢性躯体疾病(甲状腺功能减退症、甲状腺功能亢进症、中耳炎、风湿热等)、神经系统疾病(脑外伤、脑变性病、癫痫、中枢神经系统感染)、视觉、听觉损害、睡眠障碍，以及药物不良反应均可导致注意力不集中和行为改变。

(张　南　李潞玮　钱　英　陈音含)

第四节 家长的普遍误区及合理应对方式

一、家长的普遍误区

家长通常在以下情况发生时，首次发现儿童有 ADHD 问题：①被老师请去学校谈话。由于 ADHD 儿童注意力不集中、冲动控制困难，在课堂上往往小动作多，与同学打闹不分轻重，招惹同学、引发纠纷，这些都是家长被老师请去学校谈话的常见原因。②成绩下降。由于 ADHD 儿童注意力集中困难，导致他们高效率学习的时间有限，故到三四年级课业难度增加时，孩子会出现明显的成绩下降。③常规的校内练习和作业做不完。由于容易受到分心走神的影响，ADHD 儿童无法按时完成常规的校内练习和作业。

以上 ADHD 的相关症状给儿童和家长带来了极大困扰，但 ADHD 的家庭常常无法及时获得专业帮助。除了相关专业资源匮乏的因素外，还因为家长常常会走弯路，陷入各种误区中。下面笔者将列举门诊中常见的误区，如果您也处于其中，请不要自责，更不用后悔。因为很多人都是第一次做父母，经验不足，进入误区在所难免。家长需要及时发现自己的误区，及时调整到正确的轨道。家长的普遍误区如下。

(一)否认

由于存在病耻感或缺乏相关知识，很多家长选择否认自己的孩子出现 ADHD 问题。

1. 侥幸心理 有的家长抱有侥幸心理，认为这只是孩子淘气的表现，长大了自然就好了，甚至背地埋怨老师“小题大做”。抱有这种心理的家长特别容易误解和指责孩子。因为 ADHD 是一种脑发育障碍，仅有少数人可随年龄增长自行改善，多数孩子走神、拖延、冲动、没耐心等问题行为将持续到青春期，甚至成年。因此，抱有侥幸心理的家长，当孩子随着年龄增长仍旧保留各种ADHD相关的问题行为时，他们会给孩子扣上“屡教不改”“没心没肺”的帽子。这样一来，家长的误解和指责往往会恶化亲子关系，引发新的问题。

2. **自欺欺人**　有的家长会自欺欺人，他们自身无法接受孩子“有问题”，还自认为孩子也承受不了自己“有问题”，故对ADHD避而不谈。医师在门诊常常遇到，四年级的孩子首次被诊断为ADHD时，孩子表达“其实我上二年级时就想让妈妈带我看看，我为什么总是走神，可是我妈每次都特别紧张，让我别说，好像特别丢人一样，让我也非常苦恼”。

3. **无知且固执己见**　有的家长完全不了解相关知识，同时又特别固执。例如，一位父亲会认为“我小时候比他还淘气，现在不也挺好么”。由于父亲对就诊的强烈反对，孩子直到上初中后出现多门功课成绩断崖式下滑，且沉迷网络的现象才开始就诊。之后的诊治过程中发现，这位父亲也符合成人ADHD的诊断，其症状表现为：①缺乏持续投入某件事情的专注力，导致他反复换工作；②无法有效管理时间，经常迟到，工作任务都是拖到最后一天才完成；③他自认为凭自己的能力能找到月薪很高的工作，但经常因为自己的各种拖延习惯导致只能找到与自己实际工作能力不匹配的工作。这个案例提示大家，ADHD是一种遗传度很高（76%）的发育障碍，很多家长经过回忆，都会发现自己或配偶当年也出现过类似问题。

（二）犹豫

有些家长在互联网上或经其他途径了解了相关知识，但对是否就诊和干预持犹豫态度。

例如，有的家长道听途说，以为这种问题将“终身服药”，就开始担心药物的各种不良反应，然后开始焦虑孩子如果出现不良反应要怎么办。越想越害怕,越害怕就越不敢去医院诊治。

还有部分家长的病耻感非常强烈,担心一旦到医院看病,孩子被确诊为“多动症”,未来孩子是否会受到老师或同学的歧视?去医院看病本身就是很有挑战性的事情,孩子会不会无法接受,以及怎么跟家里的老人交代。

(三)依赖

经过否认期和犹豫期,很多家长终于开始接受和面对“孩子存在 ADHD 问题”的情况,进而来到医院诊治。但他们并不了解,ADHD 儿童的康复是需要专业人员、家长、孩子及老师等共同来应对的。他们误以为来到医院就是“给孩子上了保险”;误以为历经艰辛找到了全国知名专家,问题就能立刻解决;误以为把孩子全权交给医师就可以了。他们以为把 ADHD 的治疗当作送孩子进手术室做手术,只需要等待手术成功就万事大吉了。这类家长,常常不善于积极学习如何与专业人员配合辅助孩子康复,反而全然依赖专业人员,遇到困难就着急、求助,甚至抱怨。在中国专业人员稀缺的背景下,这类家长往往容易陷入焦虑情绪,甚至进入后文将提到的放弃状态,自然也难以帮助孩子实现全面康复。

(四)心急

由于缺乏对 ADHD 问题解决需要长期性的基本认识,不少前来求助的家长“求好心切”,反而陷入心急和悲观情绪。门诊常遇到家长询问:“大夫,这个病的疗程是多久”“我发现您教的行为管理办法对我家孩子没用,我坚持了 1 周,他毛病还是没有改”……这些问题将在本书后面的章节进行回答,在这里先告诉家长 2 个事实:①目前 ADHD 被认为是儿童期起病、慢性持续性的神经发育性障碍,但慢性不代表无法治疗。国内外研究发现,越早进行有效干预,越能帮助儿童减少

ADHD 带来的功能缺陷（学业、社交能力受损等），帮助儿童避免青春期和成年期其他共患问题（共患焦虑、抑郁、网瘾等）的发生。因此，家长需要做好陪伴和帮助孩子打持久战的准备。②受到 ADHD 的影响，儿童改变旧行为习惯、形成新行为习惯的时间往往比一般人群更长。例如，“事不过三”的问题，对于一般儿童来说，提醒 3 次以后通常就可以记住不要丢字落字了，但 ADHD 儿童常常需要多于一般儿童数倍的提醒。换言之，ADHD 儿童可能需要被提醒 10 遍甚至 100 遍才能记住。

（五）放弃

很多家长由于各种原因，常常放弃治疗、放弃孩子。

由于没有机会与专业人员充分交流，虽然尝试了各种解决办法，但都不系统也不规范，达不到理想效果，这些家长往往就放弃了。

还有家长受到前述误区的影响，带着孩子就诊较迟。此时孩子已经合并系列共患问题，处理起来更为棘手，加之家长没有精力投入，也很容易放弃。例如，门诊遇到一对 13 岁的双胞胎姐妹，她们除了注意力问题外，还合并抑郁情绪和自残行为，且最近妹妹还偷偷吸烟。这个家庭的父亲不仅一直否认孩子的问题，自身也酗酒。家庭中仅母亲能参加治疗，但母亲工作繁忙，也没有多余的精力带孩子参加治疗，最终只能放弃治疗。

以上是 ADHD 家长行动前的常见误区。如果身在误区中，请相信“每位家长都是在尽最大的努力来养育孩子。即使结果常常不理想，也不能以不理想的结果来否认他们最初的良好意图”。因此，请您放下自责和懊悔，也对配偶放下抱怨和指责，跟专业医师一起行动起来、离开误区，进入能助力孩子从 ADHD 中康复的正轨。

二、合理的应对方式

在了解ADHD的相关科学知识后，很多家长无法接纳自己的孩子存在ADHD问题，更无法进入行动状态，反而反复陷入前文所提的误区里。因此，家长们若希望切实学习应对ADHD及其系列问题的方法，并切实帮助到自己的孩子，关键的第一步就是学会真正接纳ADHD。

（一）接受"孩子存在ADHD问题"这一事实

接纳的第一层含义是接受"我的孩子存在ADHD问题"这一事实。部分家长还陷在否认和犹豫的误区中，常常很难做到接纳。还有部分家长，虽然自己接纳了，但其配偶和其他家人不接纳，甚至坚决反对求助专业人士，导致孩子无法及时获得专业帮助。这时候该如何行动呢？

1. 您不接纳 如果您还陷在否认和犹豫中，请了解以下内容：如果ADHD不及时干预可能引发一系列麻烦，对ADHD进行及时、有效的干预将会给您的孩子和整个家庭带来收益。家长们可通过阅读本书相应章节，或者通过与专业人员沟通来了解以上知识。与专业人员的沟通又分为2种途径：①现场询问。目前精神专科医院、儿童医院心理科、儿童医院发育行为儿科，以及部分妇幼保健院都开展了ADHD相关问题的诊疗，家长们可以直接到门诊询问。②网络或电话咨询。

2. 您已接纳，但家人不接纳 如果您自身已接纳孩子存在ADHD问题，但家人不接纳，以下方法也许有所帮助。

（1）让对方亲身体验ADHD所带来的麻烦：一位全职妈妈曾分享，"ADHD导致我儿子每天都拖到11点以后才写完作业。之前都是我一个人辅导孩子学习，每次一过11点，我都忍不住催促孩子，孩子就和我吵闹，这时孩子爸爸却常常责怪我教育方法不当。后来，我了解到儿子原来是有ADHD问题，希望带孩子接受正规治疗，但孩子爸爸坚决反对，认为孩子根本没问题，是我教育方法有问题。最初孩子爸爸这么说，我会义愤填膺，奋起反击，认为孩子的事都是我来管，没有功劳也有苦劳，怎么能管好了没人夸，出问题了都怪我呢？分明是孩子爸爸不了解疾病知识，还对我倒打一耙！争吵过后，我们仍各持己见，问题并没有得到真正解决。后来，我突然想到一个办法，让孩子爸爸单独辅导孩子作业。结果他只辅导了3天就跟我沟通，认为孩子可能真的有注意力问题”。

(2)带对方一起参加孩子班级的集体活动：另一位妈妈分享，“我家女儿的家长会和各种集体活动都是我参加。在平时，我频繁被老师找谈话。看着孩子在集体活动中经常无法遵守规则和秩序，频繁与同学有摩擦和冲突，我逐渐了接受孩子有ADHD问题。但孩子爸爸和家里的老人都认为我是小题大做。我买回专业书籍给他们看，他们也都嗤之以鼻，甚至警告我‘看什么看，你想让你的孩子成个药罐子呀？现在不就是有些淘气么，谁家孩子不淘气呀，长大了就自然好了’。我对他们各种摆事实、讲道理，他们却油盐不进。正当我无奈之时，一次春游改变了孩子爸爸和家里老人的顽固观念。那次我意外发烧无法参加，孩子爸爸和奶奶一起带孩子去春游。回来后孩子爸爸告诉我，这次春游里，闺女两次因为没有耐心等待或招惹同学而被排除参加集体游戏；集体吃饭时，孩子也明显表现得比其他同学更坐不住、没耐心和冲动，甚至一位好心的家长建议他对孩子这种没耐心的行为进行管理”。

(二)接受“ADHD的病程长期性、结局多样性、疗效局限性”

接纳的第二层含义是接受“ADHD病程的长期性、结局的多样性，以及各种治疗方式疗效的局限性”。家长们不妨把ADHD看作是孩子正常成长发育过程中所遇到的困难，它属于孩子的一部分，而不是一种可怕的、必须尽快消灭的疾病。

前文“认识 ADHD”相关章节已有叙述，很多儿童的ADHD症状是长期慢性化的，可能持续到青春期甚至成年。尽管如此，ADHD的结局仍具有多样性。虽然很多人在成年后遇到学业、职业困难，或共患情绪、成瘾问题，甚至出现违法犯罪等不良结局，但也有相当数量的人能拥有良好的未来。例如，锤子手机的创始人罗永浩、游泳名将菲尔普斯等。因此，进行及时和有效的干预非常关键。然而，ADHD的各种干预方式都有相应的局限性，家长需要帮助孩子寻找到适合的综合干预办法。

门诊经常见到，不少家长接受孩子存在ADHD问题后，进入犹豫、心急或放弃的误区；或者过分担心药物不良反应，担心就诊给孩子增加心理压力，对是否治疗犹豫不决；或者把ADHD当作豺狼虎豹，救子心切，希望越早消灭越好；或者一旦出现疗效不满意或停药波动就无法坚持治疗，破罐子破摔。事实上，犹豫、心急、放弃等心理状态的背后，隐含着家长对ADHD相关负面影响的过度关注，以及对ADHD及相关问题的排斥。家长如果存在这样的心态和观念，不仅不能有效帮助孩子康复，还极有可能适得其反，增加孩子的心理压力，阻碍康复进程。门诊中常常听到孩子这样反馈：“我早就想看医生，我爸爸说到医院没病也会被说有病，但我真的集中不了注意力”“医生，其实我早就想吃药，走神太痛苦了，可是我妈偏说药物副作用大，影响长个，不让我吃”“医生，实话告诉您，我参加训练1个疗程，其实只有一部分效果，但我答应我妈妈努力配合医生一定要治好，现在我妈对我很失望，我也对自己很失望，我是不是治不好了”。

事实上，大量临床案例告诉我们，应对ADHD的长期、慢性化临床问题，更有效的操作方法是把ADHD当作孩子正常成长发育过程中所遇到的困难，它属于孩子的一部分。笔者经常在门诊给家长举这样的例子，与其把ADHD看成一个必须即刻消除的“脓包”，不如把它看作跟孩子的鼻子、眉毛一样，也属于孩子身上不可或缺的一部分，这个部分并不完美，有一些小毛病，甚至会影响孩子的学习和人际交往，但如果能根据孩子自身的特点，合理进行行为管理和引导，必要时联合药物治疗，常常能够把ADHD这个不完美部分所带来的麻烦降到最低。这样一来，治疗目标就从“消灭ADHD”，变成了“如何带着ADHD过高质量的生活”。

（三）接受“ADHD康复需要全家人共同努力才能实现”

接纳的第三层含义是接受“ADHD康复需要全家人共同努力才能实现”。陷入依赖误区的家长尤其需要关注这一点。ADHD的病因学研究结果显示，除了生物学因素以外，家庭、学校和社会环境也是影响ADHD发病和结局的重要因素。因此，ADHD是需要专业人员、家长、儿童和老师等整个系统共同来应对的疾病。被ADHD儿童困扰的家长不能只是给自己的孩子贴上一个“ADHD”标签，认为由医师帮孩子摘掉标签就搞定了，而是要做到把ADHD当作整个家庭的一个“特殊部分”，并且这个“特殊部分”是与孩子绑定在一起的。身为家长，更需要想方设法了解和学习如何动员孩子周围的相关人物和环境，帮助孩子看到并发挥这个“特殊部分”的优势，同时减少这个“特殊部分”带来的不利影响。

（钱　英）

【参考资料】

［1］ Noren Selinus E, Molero Y, Lichtenstein P, et al. Subthreshold and threshold attention deficit hyperactivity disorder symptoms in childhood: psychosocial outcomes in adolescence in boys and girls. Acta

Psychiatr Scand,2016,134(6):533-545.

[2] 中华医学会儿科学分会发育行为学组.注意缺陷多动障碍早期识别、规范诊断和治疗的儿科专家共识.中华儿科杂志,2020,58(3):188-193.

[3] Caye A,Swanson JM,Coghill D,et al. Treatment strategies for ADHD: an evidence-based guide to select optimal treatment. Mol Psychiatry,2019,24(3):390-408.

[4] Cortese S,Ferrin M,Brandeis D,et al. Cognitive training for attention-deficit/hyperactivity disorder: meta-analysis of clinical and neuropsychological outcomes from randomized controlled trials. J Am Acad Child Adolesc Psychiatry,2015,54(3):164-174.

[5] Van Doren J,Arns M,Heinrich H,et al. Sustained effects of neurofeedback in ADHD: a systematic review and meta-analysis. Eur Child Adolesc Psychiatry,2019,28(3): 293-305.

[6] Christiansen L,Beck MM,Bilenberg N,et al. Effects of exercise on cognitive performance in children and adolescents with ADHD: potential mechanisms and evidence-based recommendations. J Clin Med,2019,8(6): 841.

[7] Lee CSC, Ma MT, Ho HY, et al. The effectiveness of mindfulness-based intervention in attention on individuals with ADHD: a systematic review. Hong Kong J Occup Ther,2017,30(1): 33-41.

[8] 潘美蓉,钱秋谨,王玉凤.儿童注意缺陷多动障碍的家庭干预研究(综述).中国心理卫生杂志,2018,32(1): 24-29.

第二篇　家庭篇

第三章　三种管理思维

5年来，在陪伴数百个ADHD家庭成长的过程中，笔者发现，当ADHD给孩子的学习和生活带来一系列麻烦时，很多家长在竭尽全力地帮助他们的孩子。有的家长认为老师缺乏耐心，想方设法地找校长谈话，要求换班主任；有的家长认为学校同学氛围影响孩子，千方百计地联系转学等。为了孩子，家长们几乎愿意付出一切，但这些努力常常收效甚微。其原因在哪？出路又在何方呢？

在帮助这数百个ADHD家庭和其他存在儿童青少年情绪行为问题的家庭过程中，笔者对那些成功改变、切实帮到孩子的家庭进行了总结，也对那些一直深陷困境走不出来的家庭进行了剖析，再结合家庭治疗的基础理论知识，梳理出一些对ADHD儿童进行家庭管理的核心思想和有效的关键技术，并期待通过理论结合实例的方式，传递给各位家长。

如果想要实行有效的家庭管理，家长应首先了解对孩子进行有效管理的3种管理思维：①营造良好的家庭氛围；②维护良好的亲子关系；③看到积极面。

第一节 营造良好的家庭氛围

家庭氛围是孩子成长的土壤和温床,父母之间的关系又是家庭氛围极其重要的元素。因此,家长们需要了解夫妻关系会对孩子造成怎样的影响,进而趋利避害。以下是笔者结合临床实例给热播剧《都挺好》写的一篇评论,以期帮助各位家长了解夫妻关系对孩子的影响。

根据阿耐同名小说改编的热播剧《都挺好》播出后,不少网友呼吁一定不能有大团圆的结局,甚至借由盘点苏家父母的各种"恶"和"作",来清算自己父母的多宗"罪"。的确,79%的儿童青少年心理问题与成人有关,但这并不代表问题家庭的子女就一定没有出路;或者为人子女,需要把父母送上审判台;抑或为人配偶,需要将对方严格治罪。因为"每位父母,其实都在尽他们的最大努力,以最好的意图来养育他们的孩子,即使最终养育的结果并不理想。因此,我们不能仅以不理想的结果来否认他们最初的努力和意图。因为没有人天生就是有经验的、好的父母。即便是在苏家那样的多子女家庭,苏家父母也是'没有持证就直接上岗'了"。

这里笔者并不是要为剧中的苏家父母正名,因为家庭中的对错无法以具体标准来衡量,重要的是,"如果我们之前陷入了误区,甚至犯了错,都是很常见的,我们需要原谅自己,更要善待自己的配偶。从现在起,彼此体谅、改变、成长,从而真正帮到自己和孩子,而不是互相抱怨、彼此内耗。此外,每个家庭都有顽强的生命力和抗逆力,如果家庭成员能够彼此接纳和合作,常常能突破困境,迎来家庭关系的重生"。

下面笔者将通过门诊中的实例,分析夫妻关系对孩子的影响并寻找对策,帮助读者领悟家庭管理的核心思想。

一、夫妻冲突处理不当

(一)让孩子见证或卷入“夫妻冲突”

有一些家长很少考虑孩子的感受,当着孩子的面就恶语相向;争吵结束后,也不直接找配偶解决问题和冲突,而是向孩子倾诉和抱怨对方。例如,对孩子说“你可千万别像你妈/你爸这样,太不可理喻了,要不是为了你,我早就跟她/他离婚了”。

在这种家庭中长大的孩子,成年后会变成什么样?门诊中的很多真实案例显示,在这种家庭氛围中长大的孩子多会对婚姻产生怀疑,因为在他们的经验里,婚姻充满了冲突、委屈和愤怒。因此,他们大多选择不恋爱。有些即使勇敢地尝试恋爱,但由于从小没有好的榜样,他们在恋爱中也常常受挫。

此外,这些孩子还特别容易自责,因为妈妈/爸爸说了,她/他之所以一直在如此“痛苦的婚姻”中忍受就是为了自己。这些孩子在幼年阶段就形成了自责心态,这将对他们未来的自尊、自信和自我认可的建立造成极大的阻碍。

让人遗憾的是,即便负面影响如此大,很多家长却不自知。他们往往需要经过多次家庭治疗,才能逐渐领悟和发现。

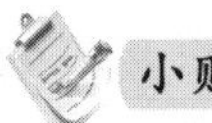

小贴士

- 夫妻之间没有对与错,只有相似和差异,“在允许差异中达成相对共识”需要生活智慧。
- “相敬如宾”往往不是夫妻关系的最佳境界,“打是亲,骂是爱”反而常常是夫妻关系亲密的写照。因此,夫妻之间需要用怎样的方式来处理差异并没有统一的标准答案,需要夫妻双方积极且有效地沟通,以寻找适合自己的方法。

> 直接冲突(争吵甚至彼此攻击)也是处理夫妻之间差异的方式之一,并非完全不可以使用。但需要注意以下2点:①争吵时尽量就事论事,避免进行人格评判(如进行人格羞辱),倘若当时情绪难以自控,建议及时暂停;②需要让容易受到影响的孩子回避。
> 孩子没有评判父母对错的义务,更没有当父母垃圾桶的功能。为人父母需要保持清晰的界限,不要拉拢孩子,让孩子为难。为人子女也要保持清晰的界限,不要过度卷入父母的冲突。

(二)粉饰太平,假装"不冲突"

另有一些家长认为自己"为了孩子可以牺牲一切""我特别能忍,非常会装""我可以很好地控制自己,我跟配偶在孩子面前绝对一团和气,然而一出门我就跟对方横眉冷对"等。

在临床接诊采集病史时,笔者会习惯性地询问孩子的家庭养育情况,部分家长要求在讲述夫妻关系时让孩子回避,有的还再三要求笔者替他们保密,然后说出"我们已经离婚1年了"之类的话语。

但事实上,孩子对家庭关系的敏感和敏锐远远超出我们的想象。他们所谓的"一团和气"只是假象,其实孩子早已心知肚明。很多父母认为孩子不知道自己处在夫妻关系不和的家庭,可当笔者单独跟孩子们交流时,95%以上的孩子会说自己早就知道父母关系不和。门诊中,曾有一个孩子提出的问题让笔者至今记忆犹新:"他们刚才是不是告诉你他们离婚了?这两个虚伪的人,我连他们的离婚证都偷看过了,我倒要看看他们要装到什么时候"。

在过往的家庭诊疗中,在谈及如何减少夫妻关系不和对孩子的影响时，很多家长都不愿意直面问题的根本，去思考如何改善夫妻关系，反而心存侥幸，企图伪装家庭幸福，去维持那泡影般“真实的谎言”，认为自己可能是少有的能伪装成功的“有责任心的父母”。

我们还是来看看一名成年患者的感受吧。

“我恨我的父母，他们明明分居了，却装得跟没事人一样。我10岁那年，妈妈跟另一个叔叔在大街上亲密时被我看到了。当时我都快精神错乱了”。

“妈妈明明跟爸爸那么恩爱，怎么能转身就跟另一个人这么亲密呢？可这是我最重要的妈妈呀，我必须替妈妈保密，坚决不能让爸爸知道”。

“我苦苦替妈妈保密了2年，她根本不知道我有多辛苦和煎熬。可是，当我12岁那年放学回家发现爸妈在房间里争吵，原来他们都在指责对方有情人，我简直崩溃了”。

“我直接跑到楼下的花园里，偷偷地哭”。

“之后一个星期我都不怎么跟他们说话，他们居然不知道我在跟他们生闷气，我的肺都被他们气‘炸’了”。

“自那以后，我不再信任妈妈，也不知该如何面对爸爸，我再也忍受不了他们假惺惺的样子。我决定住校，这样就不用面对他们了”。

“其实中学住校并不是一件容易的事情，我经常感到孤独、恐惧，可我又下定决心，一定要靠自己过得更好”。

“于是我选择恋爱，我发现男友比父母可靠。可我的父母之前根本没有给我做个好榜样，我也不知道怎么处理恋爱关系，先后交了好几个男友都是相处一段时间就会激烈争吵，然后分手”。

“那一刻，我开始产生一个想法，也许所有的男人都不可靠”。

这只是在万千类似家庭中成长的孩子的一个缩影，也许他们身上还有太多家长们从未料想到也从未听闻过的遭遇、感受、挫折、观点。

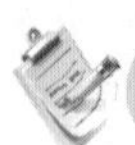

小贴士

➢ 如果真的决定为了孩子不离婚，那么，请努力修复你们的婚姻关系。否则，即使您是最好的演员，也很难减少不良婚姻关系给孩子造成的巨大不利影响。

此外，我还想给大家分享一个数字——“调查显示，离婚家庭的子女，仅有1/4出现了严重或持续的心理问题”。因此，如果婚姻关系经过了足够的时间和努力却仍无法挽救，或许离婚对孩子的不利影响反而比“为了孩子不离婚”要小得多。

还有一部分家庭，即使经过努力，夫妻关系也难以修复，但迫于各种压力，短时间也很难结束夫妻关系。这时，为人父母也可以有所为。与其粉饰太平，不如注重用行动来关爱孩子，让孩子切实感受并相信，不论爸爸妈妈之间关系如何，都不影响爸爸作为父亲、妈妈作为母亲对孩子的爱。

二、夫妻关系疏离

“虽鹊桥相望，但心心相印”的牛郎织女，是很多夫妻向往的亲密关系。但现实生活中，“同床异梦、有夫妻之名却无夫妻之实”的关系比比皆是。门诊中，笔者也经常遇到夫妻关系非常疏离的家庭。

(一)夫妻一方在家庭中缺位

小明的爸爸工作繁忙，常年在外地出差，每月回家1～2

天。为了照顾小明,从他出生开始,小明的妈妈就放弃了工作,全身心照顾孩子,其中的酸甜苦辣,只有她自己明白。即便如此,小明妈妈也得不到小明爸爸的认可。小明感冒发烧,小明爸爸不仅丝毫不对小明妈妈的忙前忙后、吃不上饭表示心疼,还指责她不小心让孩子着凉了。更让小明妈妈难过的是,小明爸爸难得回家几天,却经常出门与朋友聚会,很少在家。有一次,小明爸爸带小明去游乐场,小明妈妈在家精心准备晚餐,但傍晚,小明爸爸就被单位领导的电话叫走了,仿佛在小明爸爸的心里,工作永远是第一位的,朋友其次,小明和爷爷奶奶排第三,那自己在小明爸爸心里还有位置吗?自己是保姆,还是其他不相干的“工具人”?时间长了,小明妈妈不再对丈夫抱有期待,而是把全部的精力放在栽培小明身上,她发誓“一定要把儿子培养成为比丈夫优秀百倍的人,让丈夫认识到他指责妻子是多么错误”;有委屈和难过的事情,也不再找小明爸爸,而是常常对小明发泄或倾诉。在这样的家庭里成长的小明,该是怎样的心理状态呢?

小明是个懂事的孩子,他完全理解妈妈的不易。他希望自己能早点长大,替妈妈分忧,让妈妈多些开心、少些坏情绪。于是,从小学一年级开始,小明就帮妈妈分担家务,学习也特别努力,希望做到最好,不让妈妈担心。

可是小明觉得,让妈妈开心、满意似乎是一件特别难的事情。好不容易取得好的学习成绩,妈妈笑了,但爸爸每次回家批评妈妈,妈妈又立刻变得很焦躁,坏情绪特别多;好不容易考过了钢琴九级,妈妈只是轻描淡写地夸了一句,又让自己参加新的比赛。

时间久了,小明开始自我否定,认为“是我太没能力了,无论做什么都无法让妈妈满意和开心”。甚至自暴自弃,“我怎么努力也无法获得认可,干脆不努力算了”。因此,从初三开始,小明开始沉迷游戏，经常逃学，因而来到了笔者的门诊。

导致小明心理健康出问题进而无法上学的原因是多方面的，这里重点来看小明父母之间的关系所带来的影响。不难看出，在小明的故事里，小明爸爸没有充分发挥丈夫和父亲这两个角色在家庭中的作用，导致夫妻关系疏离。疏离的夫妻关系进一步导致小明妈妈的需求得不到满足，导致其把注意力过度转投到儿子小明身上。这是小明心理健康出问题的重要原因之一。

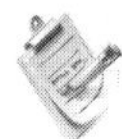

小贴士

- 我们是孩子的父母，也是配偶的另一半。每个人都是多重角色的复合体，我们需要平衡这些角色，不能顾此失彼。小明爸爸似乎过度把精力放在工作、朋友和父母上，而忽略了自己作为父亲和配偶的责任；小明妈妈则在种种原因下，只关注了自己作为母亲这一个角色。
- 夫妻关系疏离是夫妻关系的问题，最好在夫妻之间解决，不可牵连孩子。小明主动或被动地承担了很多本该属于小明爸爸的责任，这对于年幼的他，自然是负荷过重的。

(二)夫妻双方在家庭缺位

随着生活压力的增加，以及生活节奏的加快，夫妻双方在家庭中都缺位也不少见，尤其是在“北上广”这样的城市。

小芳的爸爸常年出差在外，妈妈也一心扑在事业上，小芳虽然在父母身边长大，但其日常生活中主要与爷爷奶奶沟通交流，仿佛半个留守儿童。门诊中，小芳这样描述她忙碌的父亲：

“我对爸爸很陌生。我睡觉了，他还在加班；我上学了，他还在睡觉；我周末放假了，他又出差了”。这样描述她忙碌的母亲：“我妈妈很爱我，但她实在太忙了。晚上我上床了她才刚回来，她哑着嗓子给我讲故事，我实在不忍心就告诉她，妈妈我不喜欢听你讲故事”。

在这个案例中不难看到，小芳的父母全身心投入各自的工作中，不仅父母之间的夫妻关系疏离，他们与小芳的亲子关系也是疏离的。在这种家庭中成长的孩子会遇到怎样的问题呢？

由于孩子的父母极少在孩子身上投入精力，他们常常注意不到孩子遇到了困难和挫折。这种家庭里成长的孩子在遇到挫折时，他的家长往往并不在身边；即使家长在身边，也常常得不到有效支持。久而久之，孩子就不愿意把自己的困难告诉家长。如此恶性循环，亲子关系越来越冷淡，这其实非常危险。

美国心理学家南希·麦克威廉斯曾说过，家庭对孩子最大的伤害，莫过于对他遭受创伤和丧失事件后所采取的漠不关心和冷漠的态度，这会直接导致一个人从此不再相信自己的知觉和感受，换言之，他不会再相信他可以是自己身体的主人，他无法再去感受爱。因此，未来他也不会和周围的环境发生真正的关系，他所能发展出的只有敏感、警惕、恐惧、不安等原始的防御机制。

本节的叙述就用笔者常常在治疗室里使用的话语来结束吧。“请相信我们的孩子，他们具有非凡的生命力和抗逆力。倘若他们是幼苗，我们作为父母就是孕育幼苗的土壤。如果之前土壤的成分有问题影响了幼苗的成长，也无须慌张，请始终相信，只要我们及时将土壤的成分调整成适合幼苗成长的样子，土壤里的幼苗便又能茁壮成长！”

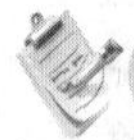

小贴士

- 父母要注意平衡自己的各个角色，尽量投入部分精力在夫妻关系和亲子关系中。
- 如果现实情况有困难，父母难以充分陪伴和养育孩子，可以协商如何分工合作。例如：①父亲忙碌时，母亲主要承担养育孩子的责任；②一方负责学习，另一方负责生活；③请有养育经验的第三方（如教师、亲戚等）协助。这里需要注意的是，分工合作最好有周期，如1年后角色互换，否则一方始终忙于工作，另一方始终承担养育责任，容易导致家庭关系失衡。此外，“子不教，父之过”，既然选择了生育孩子，就要有尽父母义务的担当，即使请第三方协助，父母也不能完全撒手不管，需要在能力范围内尽量承担为人父母的责任。

第二节　维护良好的亲子关系

亲子关系是家庭管理和教育的基础，只有建立了良好的亲子关系，才能进一步在情感上支持孩子成长，在行为上引导孩子成长。因此，家长们需要理解和实行“维护良好的亲子关系”的关键理念。

一、你的孩子其实不是你的孩子

首先，让我们一起来读一首著名诗人纪伯伦的《论孩子》。

你的孩子，其实不是你的孩子。
他们是生命对于自身渴望而诞生的孩子。

他们借助你来到这个世界，却非因你而来，

他们在你身旁，却并不属于你。

你可以给予他们的是你的爱，却不是你的想法，

因为他们有自己的思想。

你可以庇护的是他们的身体，却不是他们的灵魂，

因为他们的灵魂属于明天，属于你做梦也无法达到的明天。

你可以拼尽全力，变得像他们一样，却不要让他们变得和你一样，

因为生命不会后退，也不在过去停留。

你是弓，儿女是从你那里射出的箭。

箭手望着未来之路上的箭靶，

他用尽力气将你拉开，使他的箭射得又快又远。

怀着快乐的心情，在弓箭手的手中弯曲吧，

因为他爱一路飞翔的箭，也爱无比稳定的弓。

整首诗传递的核心理念是，孩子的未来有无限的可能性，作为家长，需要尊重孩子的自由意志，不能以自身才智的局限去构想孩子的未来，不能以爱的名义控制孩子，不能打着“为了你好”的旗号替孩子做违背他们意愿的决定，更不要把孩子当成自己的附属品，或者当成实现家长个人意愿的工具。

二、典型案例

小凡因为抑郁来到门诊，她的父母在诊室泣不成声，懊悔当初不应该违背小凡的意愿，替她做决定。原来，小凡的父母经商，虽然收入不错，但一直对自己幼年因贪玩没有考上大学而耿耿于怀，故特别希望小凡不要“吃自己没学历的亏”，希望她将来能够学有所成。

从小学开始，小凡的父母就特别重视她的学习成绩，小凡也如父母所愿，成绩一直名列前茅。遗憾的是，小凡在“小升初”考试中发挥失利，没能如愿考入“重点中学”。然而，小凡的父母并没有放弃。1年后，小凡的父母经过各种努力，为她争取到转入重点中学的机会，并且不顾她的强烈反对，在初二时将她转入一所全封闭的寄宿制“重点学校”。父母以为这样不仅有助于她培养独立自主意志，而且更好的教学环境也能让其成绩更上一层楼。结果却恰恰相反。小凡特别思念初一的同学，也不适应全封闭的住宿生活，在转学后的3个月里，她经常失眠，在寝室莫名恐惧。

起初，小凡反复乞求父母给自己转回原来的学校，但父母并不顾及她的感受，只是表达“新学校的教学质量好，我们费了很多心思才给你争取到转学的机会，你不要这么娇气，要锻炼自己，珍惜这个难得的机会”。

之后几个月，小凡不再向父母提出要求。父母以为孩子适应了新的环境。但事实上半年后，小凡经常躺在宿舍不去教室上课，还被老师发现有自残行为……

在笔者的诊室里，小凡哭诉，当父母不同意把自己转回原来的学校时，自己感觉天都塌下来了，没有人理解自己有多么恐惧、紧张，父母也仅仅认为自己“娇气”。唯一可以指望的父母也指望不上了，自己特别绝望，都不知道后面那几个月是怎么熬过来的。

在这个案例中，小凡的父母其实很爱她，也期待为她创造一个美好的未来。遗憾的是，在选择学校时，他们并没有充分尊重小凡的意愿，他们不相信、也不信任“只有小凡本人才能为她自己做最恰当的选择和决定”，而是打着“为了孩子好”的旗号替孩子做违背其意愿的决定，结果事与愿违。

因此,如何尊重孩子,并给孩子充分的空间让他们自由地成长为自己最想要、最适合的样子,是每位家长需要花心思准备的重要功课。

讲到这里,也许有些家长会有以下疑问,“如果看到孩子的选择是错误的,绝对会碰壁,难道也要尊重他们的自由意志吗”“眼看孩子就要入火坑了,我们根本做不到袖手旁观呀”“读了纪伯伦的诗让我明白,我们管多了、控制多了,这是不对的。但在火烧眉毛的情况下,不管也不行,该怎么做呢”。

笔者认为,家长在和孩子沟通交流时应注意以下两点。

第一,家长需要预计孩子碰壁后可能受到的损害有多大。如果是违法乱纪、影响生命安全等不可补救的错误,就需要先帮孩子脱离险境;但如果是来得及补救,孩子碰壁后非但无伤大雅还能吸取教训,家长不妨“让子弹飞一会儿”,晚一点、慢一点出手干涉。

第二,家长干预时,需注意把握自己的角色和技巧。需要做到“不当法官,学做律师”。有些父母看到孩子出了问题,便迫不及待地当起了“法官”,对孩子指手画脚,或劈头盖脸一顿批评指责,甚至说出带有嘲讽意味的话,如“谁让你不听我的,现在出事了吧”。然而,这样做很危险。因为碰壁以后,孩子已经有挫败感了,再这样评判孩子只会进一步加重他的挫败感、伤害他的自尊并影响亲子关系,这对孩子的成长毫无益处。

更高明的父母会这样做:先把孩子拉到身边,问问孩子失败的感受,适时地给予安抚;听听孩子对失败的看法,然后像“律师”对待自己的“当事人”一样(了解其内心需求,并始终以维护其合法权利为唯一宗旨),从维护孩子的自尊、自信和根本利益出发,根据孩子的切实需求而提供帮助,从而促进孩子的成长,提升其自己解决问题的能力。

正如同纪伯伦诗里所说,“你的孩子,其实不是你的孩子”。

他们需要有自己的自由意志，他们需要成为“真正的自己”。在孩子成长为“真正的自己”的旅途中，父母可以做点什么呢？

启航时，父母要以信任和欣赏的目光为他们送行。

旅途中，当航向偏离时，父母可以给一个“前路危险”的红色警告；当他们到达错误的目的地时，父母可以给他们“没什么大不了的”宽慰和“再来一次”的鼓励；当他们羽翼受伤时，父母可以准备一个温暖的避风港和一张柔软的疗伤床。

到达时，即使目的地跟最初的计划相差甚远，但如果确信这就是孩子想要去的地方，父母可以祝福他们成为想要成为的自己。

第三节 看到积极面

在实际家庭管理和教育过程中，培养看到孩子点滴进步的眼光，学习看到事物积极面的能力，才能有效帮助困境中濒临绝望的孩子重建康复的希望，强化孩子的良好行为，进而促进良性循环的发生。

一、消极应对方式

许多 ADHD 儿童的父母常常抱怨，“他（她）写作业太不认真了，别人半个小时就完成了，他（她）却一直在玩”“他（她）上课经常走神、玩笔、跟同学讲话，甚至满教室溜达，别的同学都不这样，就他（她）这样”“他（她）的房间乱糟糟的，永远不收拾”“叫他（她）做什么都像没听到一样”“什么东西都丢，文具、课本经常忘记带回家，校服、水壶也丢了好多次”“他（她）的脾气特别大，动不动就发脾气”“怎么鼓励和奖励都没用，他（她）就是什么都不想做”“畏难情绪很严重”“不爱说话，做什么都没有信心、没有耐心”“在学校表现不好，老师经常投诉，我们也很崩溃”。家长在描述时，经常连连摇头，并表示非常不能理解孩子的行为。而孩子坐在旁边，就好像没听到一样，显然对这些控诉习以为常。

确实，ADHD 儿童由于自身注意缺陷、多动冲动和执行功能缺陷，在日常生活和学校中常常表现为专注时间过短、容易分心走神、对需要专注和思考的任务（如写作业、做练习）难以坚持，做事没有条理、丢三落四，多动冲动、危险警觉意识差、情绪起伏大等。在很多方面的表现都不如同龄儿童，这给家长们带来很大的挑战。

家长往往要花费更多的时间和精力来管理孩子的行为。在刚开始时，普遍还能耐心讲道理、温和鼓励，孩子自己也难过，表示“一定会痛改前非”。然而，随后家长便发现孩子下次还会犯同样的错误、“屡教不改”，耐心逐渐耗竭，自我感觉挫败和恼怒，进而便更多采用批评、指责、抱怨、警告、威胁、惩罚甚至武力的方式，希望孩子能记住教训。然而，这些方法都收效甚微，甚至孩子会慢慢变得反叛、不合作，久而久之，家庭生活、亲子关系陷入了恶性循环。

门诊问及家长平时对孩子是批评、惩罚多还是表扬、鼓励多时，一些家长的反馈是“批评多，因为他太让人操心了，每天都有一堆麻烦”“我不可能在他做得不好时还特别温和地跟他讲话，谈完心就没事了？这不可能！我必须让他记住教训”。也有家长表示“他也有表现好的时候，也挺懂礼貌的，数学成绩挺好的，但语文成绩太差了，所以我很少表扬他，怕他骄傲”。

家长们通常采取的惩罚措施包括言语惩罚（如贬低、指责、辱骂、威胁）、权利剥夺（取消看动画片的时间、游戏时间、户外活动）、罚时出局（罚站、关在卧室等）、躯体暴力（武力惩罚）。有些家长觉得这些方法很好，因为“他知道怕了”“我真生气了，他就老实了”；也有些家长表示这样不好，“我也不想骂他打他，但他实在太让人生气了”。

出现问题时，家长很崩溃，孩子也不好受。“我也想管住自己，但我做不到，我也不知道自己是怎么了”“爸爸、妈妈和老师都批评我，我做什么都不对”“我知道自己做得不好，但我不喜欢爸爸、妈妈发脾气”。有的孩子甚至会说“我觉得爸爸、妈妈都不喜欢我”“没有人喜欢我”“我没有优点”，或者“他们只知道说我，他们自己也常常这样啊”“我的爸爸是暴君，妈妈是魔鬼”“他们都说我不好，那我就不好给他们看”。

在过度批评和惩罚中成长的孩子，通常的表现有：①过分在意他人的脸色和情绪，社交困难；②胆小、怯懦，不敢表达自己的想法，畏难、遇到挑战就退缩；③通过不良行为获得他人关注；④情绪问题，如焦虑、抑郁，表现为脾气大、易激惹、过度紧张害怕；⑤经常会对他人使用言语暴力和肢体暴力；⑥叛逆、对立对抗，不仅是对父母，在学校对老师也是同样；⑦亲子关系疏远，不愿与父母交流。这些问题通常会延续到青春期、成年之后，甚至影响孩子一生。

二、积极应对方式

（一）看到孩子的进步并及时鼓励

孩子们在训练课上的表现如何呢？在开始时，很多孩子都是被家长强迫来参加课程，他们会在上课时动来动去、很少举手回答问题、插话抢话，甚至满屋乱转。但常常到了第二、三次课时，孩子就愿意来上课了，有的孩子还会主动提醒家长来上课。孩子们在训练课上的表现也大有转变。他们能安静坐在座位上、不插话抢话、主动举手回答问题。虽然还会有违反纪律的情况，但在老师的提醒下能马上改正。

为什么孩子会有如此大的转变？因为孩子们的行为与他们的自信心、情绪及外界的反应密切相关。而他们对自己的看法及如何表现，取决于他们怎么看待自己与他人的关系，以及他们认为别人对他们的看法。一个经常被批评的孩子往往情绪不佳,觉得自己什么都做不好,只有通过捣乱的方式才能获得他人的关注,不当行为也因此被强化。对于此类孩子,过度批评不仅对于他们行为的改善没有帮助,反而会破坏孩子的自信心和自我效能感,强化了不当行为。而当看到孩子们的优点和进步,不断给孩子鼓励时,他们的自信心和自我效能感会逐渐增加,就会表现出更多的良好行为。

家长要善于发现孩子的优点和进步。当孩子表现好时及时夸奖和鼓励,往往会有意想不到的发现。

笔者曾经遇到一个注意力非常不集中、经常走神、写作业特别慢的男孩,他的爸爸工作忙,妈妈要照顾2岁的弟弟,同时照看他学习就非常困难。妈妈跟医师反映说,孩子不仅注意力不集中、不爱学习,而且在家脾气大、急躁、对弟弟特别没有耐心,稍微批评一句就摔门不听。而且现在孩子年龄大了,有什么事情也不会跟父母讲。第一次训练课后,医师建议家长多看到孩子的闪光点。于是回家后,她尝试着多夸奖孩子。虽然有时还是控制不住地批评孩子,但会记着要夸奖和鼓励。1个月后,孩子的变化非常大。不仅脾气变好了,还学会了体谅别人。例如,看到爸爸睡觉时他会注意轻手轻脚,不再像以前那样砰砰关门;对弟弟也温柔许多,也愿意跟妈妈讲话了。此外,孩子数学成绩不太好,但喜欢玩游戏,妈妈便鼓励他玩数独游戏,在孩子因为失败而气馁时也多加鼓励。孩子的数独成绩进步明显,在数独比赛中得了第一名,孩子非常高兴,也爱学数学了,数学成绩飞快提升。从没上过训练课的爸爸也很惊喜,表示“这个训练课真好”;孩子的老师们看到了孩子的变化,也纷纷询问家长使用了什么好方法。

当孩子在生活中、在学校里饱受批评时，往往会逐渐缺乏自信和自我价值感，遇到挑战时更容易放弃；而当在课堂上经常受到鼓励和表扬、好的行为及时得到奖励时，孩子的自信心和兴趣也会增加。

家长时常会问如何让孩子听话、改掉"坏毛病"，如何改善亲子关系等。其实最简单也最重要的就是多看到孩子的闪光点，多看到孩子的进步并及时指出，真诚地表扬孩子。家长不吝啬夸奖，孩子自然也不会吝啬他们的进步。

（二）看到孩子的积极面

关于看到孩子的积极面，家长应注意以下几个方面。

1. 看到孩子的优点 有些家长声称看不到孩子的优点，但孩子真的没有优点吗？任何一个人都有自己的优点和长处，也有进步之处。家长因为不能接受孩子被诊断为 ADHD，或因孩子的问题行为不能消失而焦躁不安，故而阻碍其客观全面地看待孩子。

针对这一问题，家长需要自我调节：①了解 ADHD，接受现状；②了解我们要针对的是孩子的某些问题，而不是针对孩子本身；③要跟孩子一起，循序渐进地克服目前的问题和困难，接受过程性，不要急功近利；④自我压力调适，学会放松；⑤调节自身情绪，调整家庭关系；⑥学会客观看待孩子，可以找个"优点记录本"，每天记下孩子至少 2 个优点，例如，孩子配合做家务、上课端坐坚持了几分钟都没分散注意力等，及时记录孩子进步之处并给予反馈。

2. 多余的"但是" 很多家长在学习要发现孩子的"闪光点"、看到积极面的同时，也在强调消极面。例如，"他能按时完成作业，但写得特别潦草，字迹不工整，错误率很高"。我们都很擅长发现问题、强调问题，也擅于应用"虽然……但是……"的句型，因为"我觉得问题和不足更重要，这些更需要改进"。

然而，孩子听到这样的夸奖会有什么想法和反应呢？他们会开心吗？我们可以换位思考一下，加上“但是”之后，家长传递给孩子信息还是批评和不满，孩子往往会觉得自己的努力和进步没有被看到，不管怎么做父母都不满意，常常因为气馁，在“进步”一段时间后往往又“退回去”了，甚至“破罐子破摔”。

针对这一问题，笔者建议“夸奖就是夸奖”，家长要学习“有效的表扬”(见第六章)。另外，如果实在控制不住自己提出问题的冲动，建议可以颠倒表达顺序，如“虽然字迹有些潦草，但速度很快，半个小时就完成了，真不错”“我注意到你写作业的时候特别专注，半个小时就写完了，我很开心！问题是字迹有些潦草，我有些担心老师的想法”。要学会将“但是”改为“问题是”，帮助孩子将思维转换到解决问题上，和他(她)一起去寻找解决方案。

3. **失败或出现错误时的鼓励方法** 家长常常感到疑惑，孩子表现不好或者出现错误，为什么自己还要和颜悦色，看到他们的积极面？

笔者在执行观念课堂上发现，模拟演练孩子面临挑战时，很多家长比孩子更紧张和焦虑，一直在“出谋划策”，告诉孩子“你应该如何如何”，力图使孩子表现得最好，避免孩子失败。当孩子表现得“不如家长意”时，家长往往很着急、表情不快，或者烦躁、恼怒，甚至在结束后小声教训孩子，指导他们“你应该如何做”。部分孩子因为失败而不高兴、发脾气时，家长也很不开心，经常向医师们抱怨“他(她)就是不能接受挫折，不能接受失败，稍不如意就乱发脾气”，也会对孩子当场进行劝慰或说教，“这有什么啊？下次努力就好了”“别人都没事，怎么就你乱发脾气”“一点挫折都经受不起”。

家长要允许孩子犯错、经历失败，教会孩子把犯错误当作学习的机会，学习处理问题和独立解决问题的能力，这会让孩子终身受益。

在孩子失败或犯错时，建议家长这样做：①多听听孩子的想法；②问问他（她）觉得这样做好不好，以及产生了什么后果；③鼓励孩子寻找解决方案。即使孩子这次表现得不尽如人意，但当其运用了新的应对方法、想出了不同的解决方案，或比之前有进步时，家长要及时发现、及时夸奖、及时鼓励。

（钱　英）

第四章　四种管理模式

第一节　家庭管理概述

一、家长的四种反应状态

在家庭管理的过程中，孩子难免会出现不听从家长指令，甚至出现问题行为（拖延、发脾气、哭闹、冷战等）。根据门诊的统计结果，家长们通常会通过 4 种自动反应来处理自己的挫败感：①找外部原因，攻击弱者，责怪孩子“废物”“上辈子欠你的”“怎么这么不争气”，或是对配偶撒气，“都是你把孩子惯的”；②手足无措，丧失信心，甚至放弃，认为“孩子就这样了”；③心烦意乱地求助外援，到网上乱投医，或看专业门诊；④冷静地反思、探索，自己寻找方法不见效的原因，并能有效地解决问题。

对于以上 4 种家庭管理失败后常见反应的分析可以发现，第 1 种和第 2 种反应除了能处理家长自己的挫败感之外，对解决问题几乎没有任何帮助；第 3 种反应中，看门诊有助于解决问题，但家长自己的能力并没有提升；只有第 4 种反应是一种良好的、能解决问题的状态。

然而，在面对孩子出问题最初的一段时间内，多数家长往往处于前 3 种反应状态。因此，家长们需要学习和提升自己，让自己及早进入第 4 种反应状态。接下来，笔者将结合临床实例，帮助一位处于第 2 种和第 3 种反应状态的家长，分析并解决他的问题，以期给读者一些启发。

一位参加了“系统式执行技能多家庭团体训练”，并尝试用训练中提到的新的管理办法进行实践的家长给笔者提了以下问题。

“孩子课后完成作业很困难，不是想着先把作业完成再玩，而是写几分钟就玩很长时间，导致每天拖到很晚才完成作业”。

“上执行技能训练课时老师已经教给我们帮助孩子提高注意力、改善行为习惯的具体方法，用在孩子身上也见到了一些效果。之前我还挺有信心的，但半年后就有些泄气了，因为孩子又跟以前一样，拖到很晚才完成作业了”。

“我想问一下训练课的老师，我学到的管理孩子行为的新方法，在开始阶段有效，但时间长了又‘不灵’了。孩子是否就这样没办法管了?”

分析和解决这位家长的问题，可以从孩子和家长自身两个方向找突破口。笔者的经验是，如果家长从自身成功找到了突破口，孩子身上的突破口也会不攻自破。孩子年龄越小，越需要先从家长自身突破，故重点是如何从家长自身找到突破口。

第一步，家长需要反思，当管理孩子感到挫败时，家长通常处在4种反应状态的哪一种？我们帮提问的家长反思一下。首先，她有一套管理孩子的旧方法，但管不好孩子，于是寻求专业帮助(处于第3种反应状态)，从而参加了“系统式执行技能多家庭团体训练”；然后，她学到了管理孩子的新方法，实践有效(在专业人员指导下进入第4种状态)；但在使用新方法半年后，管理方法失效，她一方面有些丧失信心，另一方面又向笔者求助，显然，此时她退回到了第2种和第3种之间的反应状态。

第二步，家长需要根据自己所处的状态来选择突破办法。这位家长目前处在第2种和第3种之间的反应状态，很难靠自己找到解决问题的“金钥匙”，她寻求专业帮助是个正确的选择，可以再次较快地帮她进入第4种状态，但她不能只停留在这。她需要以自身为突破口，找到让她从第4种状态回落的原因，这样才能避免类似问题的再次发生。从这位家长自身来看，究竟是什么问题导致她状态回落？我们不难看到，这位家长正处于学习并实践新管理方法的过程中。这种情况下，没有“吃透”新方法或没能摆脱旧方法的干扰是管理失效的常见原因。因此，她需要了解：①管理孩子有哪些常见的办法；②她自己惯用的旧方法是什么；③她学到的新方法与旧方法的差别在哪里。

第三步，这位家长在了解和掌握以上三点知识的基础上，进行自我觉察、自我反思和自我调整，进而慢慢解决问题。

二、儿童的情绪和行为发展需求

“工欲善其事，必先利其器”。不同儿童在不同的成长阶段会展现出不同的需求，家长想要对孩子进行科学管理，首先应了解孩子在成长和发展过程中有怎样的需求。

儿童的需求通常分为外部需求和内部需求。外部需求主要指身体发展需求，家长需要从衣食住行等各个方面来保证孩子的身体发展需求；内部需求主要包括认知发展、情绪发展和行为发展三部分。

（一）儿童的认知发展需求

儿童的认知发展就是通俗意义上的对世界认知和适应能力的发展，即思维发展，涉及知识积累、学习能力、理解力、判断力、执行力等多个方面。我国的教育经过多年高速发展，儿童的认知发展已经得到全社会的关注，甚至出现了过度关注。

（二）儿童的情绪和行为发展需求

儿童在成长和发展过程中的情绪和行为发展需求分为以

下两方面。

1. **提要求的需求** 指家长应该对孩子的行为提出恰当的要求，从而帮助孩子规避风险，形成适应性行为。

2. **回应的需求** 指家长应该对孩子的情绪有反应，可进一步分为4个层次：①关注层次，即能发现孩子有情绪了；②理解层次，用语言和行为让孩子感受到“爸爸妈妈理解你”；③接受包容层次，即能用语言和行为让孩子感受到“虽然有些行为不可以，但你有任何的情绪都是可以的”；④肯定和支持层次，让孩子感受到“在这种情况下，你能这样想、这样做真的很棒”。

需要特别提醒的是，很多家长对孩子的负性情绪难以忍受，且不允许其出现。例如，见不得孩子哭，要求孩子“坚强、不软弱”等。其实，面对孩子的负性情绪时，家长应像大海一样，给他一个温暖的、缓冲的港湾，而不是像冰冷的礁石一样让负性情绪的浪花撞击。

大量科学研究已经证实，儿童的理性思维和抽象思维要到12岁才会逐步形成。因此，对于小学阶段的儿童来说，从情绪和行为的角度管理要比从认知的角度对他们讲道理、进行说服教育更加有效。然而，令人遗憾的是，在笔者过往的门诊案例中，家长常常更习惯通过讲道理和说服教育来管理孩子，不擅长且忽略了关注和处理孩子的情绪。

曾有一些家长在门诊提出这样的问题，“医生，我知道情商很重要，孩子全面发展也很重要，但在目前的教育大环境中，更要先把孩子的学习搞上去。您还是多讲讲怎么让他们不拖延，提高学习成绩吧”。关于这一点，笔者的回答是，对儿童发展的研究总结告诉我们，促进孩子的情绪和行为发展，对他们的认知发展也有促进和提升作用。因此，关注孩子的情绪和行为发展与提高孩子的学习成绩并不冲突。

三、常见的儿童行为家庭管理方法

基于儿童的情绪和行为发展需求，我们把常见儿童行为家庭管理方法分为以下 4 类：①权威型，家长既能恰当地回应孩子的情绪需求，也能有效地给孩子的行为提出要求；②控制型，家长不能回应孩子的情绪需求，却对孩子的行为提出要求，并且这些要求常常是过度控制且不给任何自由度的过分要求；③溺爱型，家长不对孩子的行为提出要求，却完全满足孩子的需求；④忽视型，家长既不回应孩子的情绪需求，也不对孩子的行为提出要求。具体将在下列章节具体阐述。

第二节　权威型家庭管理模式

权威型家长同时兼顾了儿童情绪和行为发展需求的两方面，正是我们推荐的科学有效的儿童家庭管理办法。

征得一位家长的同意后，我们来看看一名 ADHD 儿童的权威型家长的管理实践案例。

儿子的作业清单安排得不错，可他昨天早上 10：30 才起床，比预定时间晚了整整 3 个小时。我叮嘱自己要在 2017 年的最后一天做个淡定的妈妈。

儿子看了床头柜上的清单，嬉皮笑脸地问："妈妈，我是不是晚了很长时间了？"

我"嗯"了一声，又补了一句："看你，笑得那么勉强，很后悔、很自责吧。"

他说："有点，不过幸好还来得及。"

我回答："够呛吧！这次咱们好好总结原因，下次再去五彩城吧！"

儿子坚持,“计划可以变一下,不过写清单太耽误时间,您帮我代写吧”。于是有了新的清单。

写完新清单,我觉得统筹安排得还是蛮不错的,尤其是连路上的时间都被用来完成语文和英语的口头练习,我忍不住夸了他一句:“很有变通能力嘛,比妈妈强,新清单不错!”

结果出乎我意料,儿子今天完成作业的速度明显提高了,学习任务也都完成了,下午的时间就全部交给姥姥带去游乐场玩了,我则享受了久违的美容按摩。

到了晚上,我惊奇地发现,儿子眼睛里有一丝得意,这个眼神我很久都没有看到过了。

睡觉时,我亲了儿子一口,跟他说:“我的儿子既遵守承诺,又懂得变通,是个男子汉,是妈妈的骄傲。”

这段短短的记录,展示了一个权威型妈妈和儿子交互管理的全过程。为什么说这是一个权威型管理过程?我们先分析一下这位妈妈是怎样对孩子的情绪做出回应的。

当孩子嬉皮笑脸地问“妈妈,我是不是晚了很长时间了”的时候,这位妈妈首先注意到儿子的“嬉皮笑脸”是情绪的信号,同时她还注意到儿子的话题跟清单有关。因此,她准确地理解了儿子嬉皮笑脸的背后其实是自责和后悔的情绪。所以,她是这么回应的:“嗯”了一声,又补了一句“看你,笑得那么勉强,很后悔,很自责吧”。

上文提到,回应情绪的前 2 个层次是关注和理解,要让孩子感受到“爸爸妈妈明白你”,显然这个妈妈做到了。不仅如此,妈妈的这句话还帮助孩子明确地给情绪进行命名,把此刻的嬉皮笑脸命名为后悔、自责,这一点很关键。

小学阶段的孩子还处在情绪发展初期,尤其是低年级的孩子,他们常常能体验到强烈的情绪,但并不会给情绪命名,也不知道如何看待和处理这些强烈的情绪。这时家长就非常关键了，家长要有善于发现的眼睛，及时捕捉孩子的情绪并准确理解，然后才能帮孩子去给这些强烈的情绪体验命名，帮他们理解这些情绪体验。

给情绪命名并帮助孩子理解之后，还需要像大海一样包容孩子的情绪，并对其情绪背后的动机给予支持和肯定，这样才能最终引导他们学习和掌握处理这些情绪的方法。

在这个案例中，妈妈把嬉皮笑脸命名为"后悔、自责"后，接下来就是要让孩子体会到"犯错了，起晚了，我们常常会有自责、后悔的情绪，这很正常的，也是被允许。但我们后面需要及时补救，才能让这种自责、后悔减少或消失"。

接收和包容孩子的情绪之后，权威型家长会鼓励和帮助孩子采取补救措施，然后让孩子自己去体验补救成功后，自身情绪体验的变化。

这个案例中的妈妈也是这么做的。当孩子说还来得及的时候，她的心里曾一度怀疑，但她并没有打击孩子，而是再一次捕捉到了孩子想补救的心情，于是帮助抄写新清单，并夸奖新清单改得不错，最终孩子补救成功，流露出得意的眼神。他的情绪也成功地从自责、后悔转为得意，在得意的那一刻，孩子的自我价值感是很高的。因为妈妈通过事实让他看到自己有亡羊补牢和变通的能力。这时如果周围人还认可他的这些能力，他的自我价值感更高、也更加自信了。

这位妈妈很智慧，她用行动（亲一口）和语言（是个男子汉，是妈妈的骄傲）满足了孩子得意眼神背后被肯定、被欣赏的需求。这个从后悔到得意的情绪变化过程，也会在孩子的大脑中产生记忆。研究发现，这些情绪相关的记忆远比家长跟他讲道理的记忆更加深刻。

如果我们能像这个妈妈一样，帮助孩子命名情绪、理解情绪,体验处理情绪带来的正性变化,那么久而久之,孩子自然能够成为情绪的主人,获得健康的情绪发展。

权威型家长不仅了解如何回应孩子的情绪,也能掌握在行为上给孩子提要求的3个原则:①给孩子有红线的自由。要鼓励孩子的独立性和自主性,允许孩子自由地探索,根据孩子自己的想法来行动,但同时还需要给孩子的自由行为设置清晰的界限。②及时监控和反馈。不间断地监督孩子的行为是否超越了红线,并通过及时的奖惩机制,鼓励良好行为、减少不良行为。③谅解孩子的过错,并把这些过错看成孩子成长、学习的契机;惩罚应很少用,即使用,也绝不武断和暴力。

以上3个原则,案例中妈妈都做到了:①孩子的清单是自己定的,清单可以改,但必须完成一项笔头作业和一项口头作业才能去五彩城。这就是有红线的自由。②计时来监控执行情况。推迟了1小时去五彩城;及时反馈,奖励五彩城,晚上还进行了言语奖励。③对孩子晚起3小时没有给任何指责,而是积极支持孩子制作新清单,对犯错的谅解态度,她也做到了。

儿童青少年的成长是一个受家庭、学校、社会等多重因素影响的长期、综合过程,家庭因素在其中起着至关重要的作用。家长们需要保持足够的耐心和信心,不断自我更新,总结出与孩子的发展需求相匹配的科学管理方法,陪伴孩子共同成长。

第三节 控制型家庭管理模式

为人父母,都希望孩子在自己的呵护下健康快乐地成长,生怕孩子受到任何伤害,尤其不希望他们走我们走过的弯路。但如果把握不好尺度,常常会走向控制型管理的误区。

控制型家长往往只提要求,但不能有效回应孩子的情感需求。通常有以下 3 种表现。

一、对孩子情绪的敏感性不足

一部分控制型家长过于理性,对情绪的敏感性不足,常常注意不到孩子的情绪变化,自然无法及时针对孩子的情绪进行有效回应。

15 岁的小凡今年刚到美国读高一。如何回应西方同学对中国的各种批判,让她非常苦恼。每次同学嘲笑中国人“素质低”时,她都反驳“事实根本不是你们想象的那样”。可是回国时,目睹着闯红灯的路人,小凡茫然了,她紧皱眉头哀叹:“同学们说的也没错呀,再去美国,我都不能反驳了。可打死我也接受不了他们说中国人都素质低。我该怎么办呢?”

“这有什么难的。他们说他们的,你不往心里去不就得了。再说了,他们只是看到了事物的一面,根本不全面,不用理睬他们。你这孩子,就是太幼稚了。”没等小凡说完,小凡妈妈就开始滔滔不绝地讲道理,用她自认为的好办法开始支招了。而小凡呢,无奈地看着我,瘪了瘪嘴,摇了摇头。

我有些看不下去了,问:“小凡妈妈,抱歉打断您一下,我注意到小凡在摇头,不知您注意到没有?”

“哦。还真没注意。”

我追问:“您猜猜看,她为什么摇头?是什么意思呢?”

“还真不知道。”小凡妈妈有些不好意思。

我提醒:“您可以问问孩子。”

“不用问了,我就是对我妈很失望,她根本不理解我,我也放弃了,她这辈子也就这样了。”小凡边叹气边回答。

“小凡,让我猜猜你为什么对妈妈失望。当你讲述你被同学嘲笑的苦恼时,你特别希望妈妈知道你当时有多么艰难,你才

15岁,一个人在异国他乡,需要面对很多从前没有想象过的困难。你还特别希望妈妈能明白你的疑惑,在你的字典里,事物都是黑白分明的。以前的你觉得中国很好;现在的你,经过西方同学批判后,逐渐发现了中国很多不好的地方,你一时间难以接受那么好的祖国怎么还能有这么多不尽如人意的地方,对不对?”

小凡边流泪边点头,她的眼神告诉我“您猜对了”。

我继续说:“小凡,你很棒、很勇敢,能在我面前流泪。因为流泪是我们面对自己内心脆弱时刻的表现,只有有勇气的人才能在医生面前做到。妈妈可以抱抱小凡。”

妈妈很配合。小凡依偎在妈妈怀里,很享受。几分钟后,小凡擦了擦眼泪,笑着说:“妈妈要是能这样就好了。”

我对小凡说:“以后你尝试告诉妈妈你需要什么,妈妈就能慢慢学会了。”

我又对小小凡妈妈说:“小凡妈妈,您刚才一直在倾听并拥抱孩子,就满足了小凡的需求——看到她的情绪、看到她的脆弱,拥抱她,给她温暖和力量。以后可以再接再厉。其实您开始给小凡的很多建议都不错,只是时机不恰当。因为小凡当时很无助和迷茫,她需要我们先在情感上给她回应,之后再给她出主意。但你当时没有注意到小凡的情绪,直接开始出主意,所以小凡当时摇头,表示对您失望。另外,如果您改变一下出主意的口吻,改变一下您对孩子‘幼稚’的评价,效果就会大不一样。例如,‘这有什么难的。他们说他们的,你不往心里去不就得了。再说了,他们只是看到了事物的一面,根本不全面,不用理睬他们’,这句话可以改成商量的口吻:‘其实,他们只是看到了事物的一面,根本不全面。咱们要不要试试别理睬他们?’还有‘你这孩子,就是太幼稚了’这句话不妨改为:‘妈妈在你这么大的时候,也很容易非黑即白。不过妈妈后来发现,原来事情除了黑白,还有灰。’”

二、不理解或误解孩子的情绪

一部分控制型家长即使能够注意到孩子的情绪变化，也不能完全理解，甚至误解，导致其对孩子需求的回应常常并不是孩子所期望的。

在一次家庭训练课程中，小新完成任务拖延了，他有些不好意思地笑问："妈妈，我是不是超时了？"结果小新妈妈并没有捕捉到小新笑容下愧疚的情绪，反而误解小新是嬉皮笑脸，劈头盖脸一顿训斥："你还有脸笑？真是没心没肺，太不争气了！"听完这番训斥，小新更挫败了，干脆破罐子破摔，说："算了，反正怎么补救都是挨骂，我不写了。"

试想一下，如果之前提到的权威型家庭管理的案例中，当孩子更改计划清单，完成了任务并表现出得意时，换作这种控制型家长会怎样？他们看不到孩子的灵活应变，也看不到孩子想要完成任务的努力，当然也无法理解孩子得意的理由。他们会盯着孩子"晚起 3 小时"不放，继续讥讽或贬低孩子"本来早起 3 小时，又能睡午觉，晚上也不用再补英语，你偏不起来，还好意思得意，我看你也没什么出息了"。当孩子经常被这么对待，下次再遇到同样情况时，就不去尝试灵活变通了。

当家长经常忽视、不理解或误解孩子的情绪时，孩子可能会跟家长对着干，也可能会关上心门，不再与家长交流。因此，当家长们发现跟孩子经常冲突或变得疏远时，一定要及时反思自己是否在这个层次出了问题。

家长在处理孩子情绪时需要练习的是：观察孩子的举止，倾听孩子的心声，揣摩孩子的情绪，询问孩子"我猜得对不对"。需要注意的是，在出主意前提醒自己慢下来，注意说话的口吻，不要轻易给孩子做出负性评价。

三、提出不合适的要求

控制型家长在行为上对孩子提要求也存在很多需要改进的地方。

控制型家长常常习惯于要求孩子绝对服从，提要求时完全不考虑或很少考虑孩子的意见，只是命令式地告诉孩子该做什么、不该做什么，不给孩子按自己想法做事的机会。

在一次治疗中，笔者请家长使用清单给孩子制订学习计划。第 2 周复诊时家长提问，"清单定了，但孩子不执行怎么办"。进一步询问后发现，原来清单都是家长独自制定的，事先完全没有跟孩子商量，所以孩子有很多意见。之后，家长尝试与孩子协商制作清单。第 3 周复诊时，家长笑着反馈"这周孩子基本都按清单执行了，非常出乎意料。之前我自认为合理的清单，在跟孩子讨论后，发现居然有那么多不符合孩子实际情况的地方，这都是我未曾预料到的"。

控制型家长还惯于使用惩罚来处理孩子的错误。有的家长经常指责、咆哮甚至体罚孩子；还有家长认为孩子"不打不成材，打了就老实了"。但临床经验和研究结果告诉我们，惩罚也许可减少小年龄儿童的问题行为，但需要付出亲子关系恶化的代价，同时还会给孩子留下不良的情绪记忆。家长不妨使用更高明的方法，即通过正面管教来增加良好行为，问题行为自然就会被替代。所谓“正面管教”，简单来说就是及时发现孩子的良好行为，及时给予奖励，以促进良好行为的再次出现。

> 家长在提要求时需要练习的是：尊重孩子的自由意志，给孩子一定自由度，允许试错，学习正面管教，避免使用惩罚。
>
> **警示**：在控制型家庭中成长起来的孩子，由于经常得不到理解，常常被贬低、指责、惩罚，随着年龄的增大，后期很有可能对父母的言谈举止麻木、不走心，也不愿意去学习、去改变。这类孩子平时做事也没有自由度，成年后常常容易自卑、逆来顺受、胆小怕事，部分孩子可能会在14～15岁或20多岁表现为过度叛逆。

第四节　溺爱型家庭管理模式

当今社会，人们的物质生活非常丰富，再加上我国常见的隔代抚养，导致溺爱孩子成为很多现代家庭不可避免的问题。

溺爱型家庭管理模式通常有以下2种表现：①情感上，过度卷入孩子的生活，满足孩子的一切需求，但忽略孩子独立自主的需求，始终像呵护婴儿一样对待孩子。②行为上，不提或很少提要求，即使提要求，也是以朋友的口吻、从朋友的立场出发，并不关心所提要求能否被孩子执行，当然通常这类要求是得不到执行的；包办替代，不注重培养孩子独立自主的行为能力；不给孩子提供尝试错误的机会，替代孩子扫清一切障碍，偶尔孩子违规或犯错时，也极力帮助孩子规避惩罚。

在学校：溺爱型家长事无巨细、百般呵护，唯恐孩子承受一丁点委屈或不适。他们经常给幼儿园或小学老师发微信、打电话:“老师,明明今天非要穿厚背心上学,但今天太热了,麻烦您提醒他脱衣服”“老师,苗苗总是忘记喝水,她有点咳嗽,麻烦您提醒她多喝水”。

在家里:溺爱型家长明白孩子想在幼儿园和学校有好的表现,千方百计地帮助甚至代替孩子把家庭作业做得尽善尽美。曾经有个妈妈哭笑不得地给我展示她替儿子完成的模型,并且抱怨:“医生啊,就为了完成这个,我折腾了三天,儿子觉得太复杂,最后都是我做的。”

在社会:小区里,2 个 6 岁孩子抢滑梯玩,一个摔倒了大哭(没有受伤),另一个呆住了,站一旁。摔倒孩子的妈妈第一时间冲过来,指着呆站的孩子训斥:“你这孩子怎么这么没礼貌,把人撞倒了也不扶一下。”然后回头心疼地对自己的孩子说:“宝贝疼吗?下次咱们不来了,再也不跟这个坏孩子玩了。”

警示:一方面,溺爱型家长对孩子过度保护,使得孩子丧失了自由成长的空间,孩子的独立性难以发展。长大后,他们也常常依赖性强,抗压力弱,难以独当一面。另一方面,溺爱型家长对孩子不提要求,并且没有原则地满足孩子一切要求,长大后,他们很容易以自我为中心,难以发展良好的人际关系。

第五节 忽视型家庭管理模式

忽视型家庭管理是几种管理误区中最容易理解的。此种类型的家长既不在行为上管理孩子，也不在情感上回应孩子。常年出差在外的爸爸，一心扑在事业上的妈妈，甚至因为管不住孩子而放任自流的家长都属于忽视型家长。随着生活压力的增加，生活节奏的加快，忽视型家长越来越常见，尤其是在“北上广”这样的城市。

忽视型家长极少投入精力在孩子的教育上，也常常不会注意到孩子遇到了困难或挫折。在忽视型家庭中成长的孩子，遇到挫折时往往家长并不在身边；即使在身边，也得不到家长的有效支持。久而久之，孩子就不愿把自己的困难告诉家长。如此恶性循环，忽视型家庭的亲子关系就越来越冷淡。

美国心理学家南希·麦克威廉斯曾说过，“家庭对儿童的最大的伤害，莫过于对儿童遭受创伤和丧失事件后所采取的漠不关心和冷漠的态度，这会直接导致一个人从此不再相信他自己的知觉和感受，也就是说，他不会再相信他可以是他身体的主人，他无法再去感受爱，所以，未来他也不会和周围的环境发生真正的关系。他所能发展出的只有敏感、警惕、恐惧、不安等这些原始的防御机制”。

第六节　注意事项

现在，我们来做个小实验。请您和您的配偶各找一张白纸，在左侧写一下您认为自己是什么管理类型，右侧写一下您认为您的配偶是什么管理类型，写完以后互相对照一下。笔者经常在家庭治疗过程中做这个实验，一个比较有趣的现象是，夫妻的答案经常不一致，有的甚至相差甚远。

是什么导致这种差异呢？其中重要的原因之一就是“不识庐山真面目，只缘身在此山中”。作为家长，我们反思和发现自己的管理问题并不容易，尤其是当我们正在尝试改变、尝试实践权威型管理的时候。

在这个小实验中，夫妻双方的答案不一样是很常见的。我们可以利用这种差异反思自己在管理孩子上究竟有什么问题。也可以邀请家庭中参与孩子管理的其他成员参与实验，如爷爷、奶奶、姥姥、姥爷等。多个人的视角有利于更全面地审视自己。

下面我们来看一个"假权威真控制"的案例。

在一次实验中，有一位妈妈认为自己是权威型家长，但在爸爸眼里妈妈是控制型。让我们来看看这个妈妈是怎样管理孩子的。

在管理孩子时，这个妈妈会去跟孩子协商，例如，问孩子先做语文作业还是数学作业。当孩子选择先做数学作业时，妈妈马上说："你数学差一些，每次遇到难题就烦躁，最后语文作业也做不好。"孩子因而选择了先做语文作业。

这个协商过程其实就是"假协商真控制"。真正的协商应该是先听听孩子为什么要先做数学，然后试试问他能否折中，如果不能折中，不妨让孩子试试。

这个妈妈有时也能尊重孩子的意见。例如，先做数学作业，结果不出所料，孩子遇到很多难题不会做，心情烦躁，最后语文作业也没写好。然后妈妈就开始嘲笑孩子："看，谁让你不听我的，就是这个下场。"本来她允许孩子尝试是很好的，但当孩子失败时妈妈所表现出的嘲笑，潜台词是"你不行，你得全部听我的"，这本质上还是控制。所以分析得出，这个妈妈属于控制型家长，只是她自己没有意识到。

在实际生活中，很多家庭都是父母双方全职工作，这就难免需要隔代老人参与孩子的家庭管理。在这样除了父母还有祖父母参与管理的家庭中，不同家长的管理理念不同，忽左忽右、忽严忽松，有的还互相拆台，孩子就会陷入混乱。如果无法改变参与者状态，我们就需要坦然面对，审视自我及家人，定期召开家庭会议，平等协商、达成协议，才能精诚合作，共同陪伴孩子健康快乐地成长。

以上，我们详细解读了4种家庭管理模式和常见的管理误区，并剖析了假权威型家庭管理的问题所在，以及隔代养育等现实问题带来的养育理念冲突。通过对这些有问题的管理模式进行深入剖析，希望可以协助各位家长更顺畅地践行权威型管理思维。

最后用央视“开学第一课”中主持人的一段发言结束本章节的内容。

在教育孩子的时候，你选择了挣钱，而不去管教孩子；等孩子大了，你辛辛苦苦挣一辈子的钱也不够他败家1年。

在教育孩子的时候，你选择了管教、陪伴，等孩子大了，你一辈子没挣到的钱，孩子1年就挣到了。

你在哪方面付出，就会在哪方面收获，孩子教育的时效性太短，错过了就再也没有了。

孩子优秀了，你留钱做什么？

孩子不成器了，你又留钱做什么？

（钱　英）

第五章　五步情绪管理办法

当孩子被诊断为 ADHD 时，整个家庭常常处在紧张、不安、悲观、沮丧等焦虑或抑郁的不良情绪中。如果这些情绪过于强烈，或者处理不当，常会引发夫妻冲突、亲子冲突，进而导致整个家庭无法理性而有效率地解决 ADHD 给孩子和家庭带来的系列困难。本章试图让家长通过了解情绪相关基础知识，以及 ADHD 给家长和孩子带来的常见情绪问题的表现，来学习如何通过觉察、评估、暂停、反思和沟通 5 个步骤来应对和处理这些常见情绪问题。家长一旦掌握了这些方法，就有能力处理 ADHD 引发的不良情绪带来的负面影响，从而理性而高效地面对 ADHD 带来的系列现实困难。

第一节　情绪相关基础知识

一、情绪的定义

情绪是指伴随着认知和意识过程产生的对外界事物态度的体验，是人脑对客观外界事物与主体需求之间关系的反应，是以个体需要为中介的一种心理活动。情绪既包含喜、怒、哀、乐等主观体验，也包含外部和内部客观表现，例如紧张时，有相应的外部姿势、动作、表情，还有体内化学物质变化带来的心悸等躯体表现。

二、情绪的表达方式

情绪表达是指个体将其情绪经验经由行为活动表露于外，从而显现其心理感受，借以达到与外在沟通的目的。我们在社会中生存，要学习变成一个社会人，情绪表达必须以不伤害别人、不伤害自己等符合社会规范的方式表现。否则，纾解了原来的负面情绪，却因为不符合社会规范而遭受规范执行者的责备或体罚，从而产生大量新的负面情绪，这对于情绪的纾解不但没有帮助，还有可能使其更严重。因此，学习符合规范的纾解情绪方式，是人类在社会化过程中逐渐学习而来的能力。

然而，如果孩子在成长过程中有了某些负面情绪，会自然地以本能的攻击方式进行表达，表现出情绪且降低其情绪水位。家长和老师当然不允许孩子采取攻击的方式来表达情绪，但若家长和老师缺乏情绪和情绪表达是两种现象的观念，就会造成在批判情绪表达方式时，连带着也批判孩子不应该拥有某些情绪，让孩子误以为人不应该有负面情绪。于是，一旦出现负面情绪，孩子就会采取压抑的方式而不敢表现出来。表面上看，孩子似乎已经没有情绪，然而，一旦情绪水位逼近或超过了警戒线，就可能因为无法控制而采用极端的方式表现和纾解情绪，造成不可挽回的伤害和痛苦。

从小父母就教育我们“要做一个好孩子”，老师也告诉我们“要勇敢”；长大以后，社会告诉我们“要坚强”“男子汉大丈夫，有泪不轻弹，打掉牙也要和着血吞下去”。如此，我们看起来真是一个“好人”，可这种“好人”的最终结果可能是被洪水般压抑的情绪吞没，只能一味地堵截洪水，终有一天会溃堤。情绪在表面的消失往往会造成更严重的后果。因此，我们需要情绪的表达。在日常生活中，我们不断与他人、与社会、与环境发生着利弊相关的联系，不时地会产生各种情绪。情绪产生后，如不能将其表达出来，则会淤积成灾，形成病理表现。ADHD 儿童因为缺乏自我管理和自我控制的能力，情绪表达常常不当，而产生各种情绪问题。同时，他们也不会去识别他人的情绪，不了解他人情绪表达的含义，从而造成不良的人际关系。

情绪表达包括躯体表达和心理表达 2 个层次。心理表达指在心理层面将情绪表达出来，如通过认知、表情、言语、行为等的表达。心理表达是主观可以调节和控制的表达，其对于健康至关重要。

(一)躯体表达

躯体表达是以生理形式，如心率、血压、呼吸、平滑肌节律、内分泌及各种内脏感受器等的表达，包括愤怒时肌肉紧张、立毛、心跳加速等。

21 世纪初，奥地利精神医师 Stekel 创造并使用了“躯体化”一词，当时是指“根深蒂固”的神经症，借以引起躯体性失调的假设过程。后来 Katon 等描述“躯体化”是借以躯体症状表达精神不适的一种现象。

我们常说的身心疾病，即有一些疾病是由身体引起，还有一些是因心理引起。身体疾病能够引起心理的反应；同样，心理疾病也可引起身体的反应，两者相互影响。身心疾病患者可能出现一些躯体症状，但并没有器质性病变，其主要由心理、情绪问题引起，或者说心理、情绪问题用躯体症状来表达，即所谓“躯体化表达”问题。有的人有很明显的躯体症状，如乏力、失眠、心慌、胸闷、气短、腹痛、恶心、周身不适，甚至高血压、偏头痛等，但进行相应的医学检查却没有发现明显的病理改变，出现这种躯体化的深层次原因就在于心理问题长期压抑而得不到解决。

我们常说的压抑就属于情绪这一层次的表达，这对人的伤害也非常大，其中最典型的代表就是抑郁症。在精神分析的观点中，抑郁症就是对自己的不满和愤怒对内攻击的后果。

（二）心理表达

情绪的心理表达由近及远可分为4个层次，即向自我表达、向他人表达、向环境表达及升华表达。

1. **向自我表达**　指让自我意识到情绪的性质、特点、产生的原因等的表达方式，将情绪提高到意识层面。这一点看来较容易，但通常难以完全做到，原因在于：①根本意识不到自己的情绪变化；②虽然能觉察到自己当时的情绪，但对情绪的起因、性质、特点等了解不清。如果这两方面表现明显，则称之为情绪的自我表达不良。

情绪的自我表达是情绪表达的关键一步，也是其他表达的基础。我们认识到了情绪，多半会找人倾诉，或向环境发泄。因此，情绪的自我表达不良常常是心理疾病的基础问题之一。儿童因为年龄小，加之ADHD疾病本身的特点，导致ADHD儿童不能很好地意识到自己的情绪变化，在发脾气后自己也不明白为什么生气。

小丽是一个四年级的9岁女孩，一年级时被诊断为ADHD。最近，小丽妈妈发现孩子情绪总是很低落，以前感兴趣的玩具和游戏也不愿玩了，总是一个人发呆。经过跟孩子沟通得知，原来她自从知道自己得了ADHD后，总觉得小朋友看不起自己，玩的时候也会孤立自己，有的同学还说“别和她玩，她有病”；再加上老师有时也会批评她上课注意力不集中，同学就会嘲笑她。小丽越来越觉得自己什么优点都没有，缺乏自信，而面对这些困难也不知道如何表达，只能闷在心里，久而久之就有了抑郁情绪。

2. **向他人表达**　指将我们的情绪向周围的人表达出来，

让他人认识并共享我们的情绪。表达的对象通常是导致我们产生情绪的人，可能是亲人、朋友、领导、同事，或者社会环境等。例如，当心爱的人送我们礼物时，用拥抱、高兴的表情及言语来表达自己的喜悦；当别人伤害我们时，用抗议、指责、痛骂，甚至暴力来表达自己的不满；伤心时找朋友去诉说，或找心理医生咨询；工作压力太大时向配偶诉苦；对社会上某些现象不满时写文章抨击等。

向他人表达具有 2 种形式：①言语表达；②非言语表达。前者是用语言对情感的直接表达，后者是通过表情、声调、眼神、动作、行为等对情绪的间接表达。

(1)语言表达：人与动物最大的区别就是我们人类进化出了大脑皮质，而语言中枢就在其中。它负责控制人类的思维和意识等高级活动，并进行语言表达。平克在其所著《唤醒人性中的天使》一书中提到，在暴力杀人犯的大脑中，控制情绪冲动的前额叶皮质区域不太活跃，换言之，他们的高级功能受到了抑制。一个前额皮质完整且发展成熟的人会用语言清晰地表达出自己的情绪。而用语言表达自己的情绪并不是一件非常简单的事情，首先，它需要觉察，知道自己当下的情绪状态，并接纳它；其次，要组织合适的语言表达出来。

能用语言表达是情绪表达中最成熟的一个层次，它有利于身心健康，更有利于社会交往。在人际交往中，表达出自己的负面情绪是一种示弱的表现，而有时往往这种示弱的方式更能得到别人的理解与同情。

(2)非语言表达：当你开着车在马路上正常行驶，忽然前面有人加了塞，差点跟你撞上。这时，你一脚踩下刹车，嘴上肯定是叫着："怎么开车的！"同时猛按喇叭；得知自己最亲爱的朋友或亲人去世，你悲从中来，眼泪止不住地流，面容憔悴；爱人在医院里生产，你在外面搓着双手，来回不停地踱步，双眼不时向产房张望。以上这些都属于情绪的行为表达。情绪的行为表达是我们处理情绪最原始、最自然的手段之一。2岁以下儿童的情绪表达基本都是通过行为表达，随着年龄的增长，慢慢发展出语言表达。人们常说一个人的情绪管理差，就像孩子一样，就是说他情绪不稳定，转换特别快，并且喜形于色，只会用行为表达。行为表达比躯体表达更好些，但前者的负面作用就是很容易造成人际关系的紧张，难以让别人理解并支持自己的想法。情感没办法交流，爱就无法流动。

例如，向心爱之人示爱时，说“我爱你”是言语的表达；倾慕的眼神、激动的表情、颤抖的双手及献上的玫瑰花则是非言语的表达。向领导对自己的不公平对待表示不满时，说“我对您的决定有意见，这样对我不公平”是言语的表达；而气愤的表情、不满的声调及摔门而去的行为均是非言语的表达。向他人表达是日常生活中情绪表达的主要方式之一，也是人们最熟悉的方式。ADHD儿童更多地表现出情绪向他人表达，如犯错误时总是归咎于别人，认为都是别人的错，向他人发脾气、骂人，甚至打人。

小宇是一个8岁的ADHD男孩，上课时他总喜欢跟周围的人说话，还不时地用脚踢前面同学的椅子，或者回头拿后桌同学的东西。老师批评他时就生气，说老师“偏心”，认为明明是同学的错却批评他，大喊“不公平”，老师走到他身边时他会用手推开老师。

小宇的案例就是典型的向他人表达。因为ADHD儿童的情绪向他人表达方式多不恰当，从而导致他们人际关系紧张，使得其不受同伴欢迎，老师也会经常向家长反映孩子的各种问题。

3. 向环境表达 即在客观环境里去表达自己的情绪，如摔东西、击打沙袋，或在无人处高喊、哭泣，或歇斯底里发作、拼命跑步，或将自己关在屋里大喊大叫等。这种表达方式对于那些不善与人交往者尤其重要。

奇奇在跟小伙伴们做游戏时，因为不是自己喜欢玩的游戏，就反复去开关墙上的开关，把纸撕碎并扔得满地都是，通过这种表达方式表示自己的不满情绪。

ADHD儿童存在情绪表达的障碍，在保证安全的前提下，我们一般允许孩子适量采用此种表达方式，如摔枕头、打球等，让孩子的不良情绪有一个宣泄的出口。

4. 升华表达 这可能是我们最陌生的一种表达方式，按精神分析中的防御机制来说，就是升华。它是超越所有表达的对象，将情绪的能量指向其他的、更高层次的需要，从而为那些高层次需要的满足提供能量。这是情绪表达的最佳方式，也是最难做到的。以文学艺术来表达情绪是升华表达的主要形式之一，如沙盘游戏、绘画及音乐等。它强调视觉符号或意象是人类经验最自然的交流形式，在游戏、绘画、音乐中将情绪自然表达出来，从而调整负面情绪，培养和激发正面情绪。当人处于某种情绪状态时，通过文学艺术创作和欣赏来疏泄内心的情绪，同时也为社会带来一定的精神财富。例如，高兴时唱唱欢快的歌，痛苦时弹弹忧伤的曲子，愤恨不满时看看快意恩仇的武侠片等。如此，将自己的情绪与文学艺术作品进行沟通与交流，不仅疏泄了情绪，还享受了艺术的美。情绪中的文学艺术创作更是情绪表达的最高境界，将自己的情绪升华为一件不朽的艺术作品更是人生一大快事。在情绪中，我们或题诗、或作画、或奋笔疾书。这时，无论情绪是悲是喜，已无分别。将情绪的能量指向某种理想和信念是情绪升华表达的另一形式。当人处于某种情绪中时,将其能量转化到对某种理想和信念的追求中,从而使情绪得以疏泄,并且也为高层次的需要提供了动力。

参加过执行功能训练课的孩子小天,在课程结束时讲到自己的变化。他说:"我现在不爱生气了。当生气的时候我就去看绘本,因为我喜欢看绘本,它能让我知道很多知识,而且绘本中的图画也很美,看着看着,我就忘了生气的事了。"然而,情绪的艺术表达具有一定的专业性,往往需要心理咨询的专业指导才能达到预想的效果,并且在使用过程中会有一定的局限性。

三、情绪的特点

(一)必要性

情绪的必要性是指任何情绪都是有必要且有意义的,无论是积极情绪还是不良情绪。虽然我们的生活目标是多一些愉快,少一些痛苦,但并不意味着我们要消除痛苦等不良情绪。在门诊中,很多病患家庭都存在不接受不良情绪,甚至想方设法地消灭不良情绪的误区。以下就不良情绪的必要性和意义稍作展开。

1. 不良情绪的必要性 生活中有一些痛苦是必然和必需的,如"丧亲之痛""天灾人祸"等,面对这类必然和必需的痛苦情绪,与其否认、回避、对抗它,不如接受它的存在,允许它表达,并给它时间处理。因为否认、回避或对抗,反而会赋予这类情绪力量。就如同按压漂浮在水面的皮球,虽然目标是希望皮球下沉,但实际效果是,一旦松手,皮球反而被助力反弹上浮。

与必然和必需的痛苦情绪相对的是自寻烦恼。强求、知其不可为而为、完美主义等,都是自寻烦恼的表现。ADHD

家庭中常见的自寻烦恼是，不了解、不接受 ADHD 长期慢性化的事实，不接受 ADHD 康复过程的长期性缓慢性过程，强求孩子即刻正常化。团体训练中经常听到家长抱怨“都说事不过三，可我家孩子提醒 10 遍也记不住，照样粗心、莽撞”“我们都治疗 1 年了，怎么做事还像无头苍蝇一样”，这时笔者会提醒他们，“ADHD 孩子的大脑存在发育延迟和缺陷问题，因此，普通孩子‘事不过三’，咱们的孩子也许可以宽松到‘事不过百’。作为家长，我们只有接受孩子这个特点，才能做到有耐心、情绪平稳地辅助孩子渡过难关”“治疗 1 年了，孩子虽然有时还像无头苍蝇一样冒失，但我也发现，他现在在诊室基本不做小动作了，而且可以在我的提醒下等待别人把话说完。虽然孩子进步的幅度没有达到我们的预期，但孩子有进步的趋势更值得家长关注，我们不能强求孩子很快痊愈，这只会自寻烦恼”。

2. 不良情绪的意义 ADHD 家庭普遍受到焦虑情绪的困扰。简单来说，就是当孩子和家长都没有足够能力应对 ADHD 带来的麻烦时，会出现心烦、不安的情绪体验。这种体验直接导致的行为结果是父母频繁对孩子发脾气，孩子也频繁与父母对抗，父母之间经常由于观念不一致而发生争吵。很多家长对这种心烦、不安、家庭争吵不断无法耐受，从而寻求帮助，希望尽早消除这些不良情绪带来的麻烦，但实际在团体训练中，我们常常告诉家长，孩子能够跟家长对抗，表明他们有能力表达他们当时对家长的不满，这是孩子有能力表达的表现。只是他们的情绪稳定性和自控能力还需要提升，只能用发脾气的方式来表达。因此，当孩子向我们发脾气时，这个不良情绪的功能和意义通常是在表达他们的不满。我们看到这一点，再反思孩子为什么不满，等孩子情绪稳定后，针对孩子的不满进行处理，孩子下次就会在情绪自控上有所提升。相反，如果孩子对我们不满，又不跟我们对抗，则会有更大的风险。因为他们的不满是切实存在的，如果没有表达出来，往往会被压抑，后期可能会通过自残、沉迷网络、酗酒等表达，这会带来更大的麻烦。

(二)非理性

情绪的非理性是指个体情绪与理智的不一致性，主要有以下 2 种表现。

1. **不可控制性** 情绪与理智的不一致首先表现在不可控制性上。很多人会有这样的误解，认为心理活动既然是主观的，就应该是可以自主控制的，其实并非这样，情绪的发生常常不受理智控制。例如，参加公开演讲或表演时，我们会告诉自己“别紧张”，但结果常常是身体发抖更明显，内心紧张体验更突出。

2. **冲动性** 情绪与理智的不一致还表现在情绪的冲动性上。笔者给家长做培训时经常得到这样的反馈：“医生，我听完了课，了解了不要总是对孩子发脾气、指责孩子，可是一看到他又开始吊儿郎当，我那股怒火就上来了。”因此，笔者常常会告诉家长，不用强求自己在情绪“冲上来”的时候还能做到特别理智，这不符合自然规律，只要能够意识到自己情绪“冲上来”了就好，这时需要做的是及时暂停与孩子的互动，让自己的情绪也能尽早暂停。具体操作方法将在后文介绍。

(三)传染性

情绪的传染性是指个体的情绪体验会传递给周围的人。在 ADHD 家庭中，家长不仅需要消耗大量精力督促孩子完成学习任务，还需要频繁与老师和同学家长沟通，甚至为了孩子经常做出的不恰当行为而道歉。在这个过程中，家长们常常用“精疲力竭”来形容自己。长期在这样的高压下，主要负责管理孩子的家长容易出现焦虑情绪，家庭中原本不焦虑的家长往往也会被“传染”得烦躁不安。年幼的孩子在学校频繁受挫就会累积很多不良情绪，回到家里，如果家长也心烦意乱，孩子自然感觉雪上加霜。门诊经常听到这样反馈，当妈妈烦躁不安时，往往就会失去耐心，有的撒手不管，有的自乱阵脚，有的抱怨配偶，有的抱怨、责怪甚至打骂孩子。面对家人的这些反应，孩子常常会更加焦虑和自责，丧失康复的信心；还有可能会因此而怨恨家人，对家人诸多埋怨和言语攻击等。长此以往，恶性循环，整个家庭都会精疲力竭，而 ADHD 依旧得不到有效控制。因此，当一位家庭成员出现焦虑、抑郁等不良情绪时，常常会在传染性的影响下，蔓延至整个家庭。

(四)宣泄性

情绪的宣泄性是指情绪需要被表达出来。很多不良情绪如果能被充分表达和宣泄，往往就无害了。但这些不良情绪在被表达或被宣泄时，由于情绪的传染性、非理性等特点的影响，常会导致周围的人难以忍受，因而这些不良情绪通常在表达一半时就会被阻止，甚至被攻击。例如，当焦虑患者反复表达“我的头痛治不好了，我肯定是得了不治之症，怎么办呀”。如果家人的回应是：“你别再说了，你看都检查了，医生说你没问题，你别没事找事了。你再说我也该住院了”，患者就会深感不被理解，然后无法继续表达。

(五)过程性

情绪的过程性是指任何情绪都有发生、发展、高潮和结束的过程。简单来说就是，遇到愉快的事情不可能一直保持开心，遇到悲伤的事情也不会永远都痛苦。了解情绪有起始有终结的“过程性”非常关键，会在以下方面对家长产生影响。

1. 影响家长对待情绪的态度 很多家长到医院寻求“能让孩子以后不发脾气”的方法。然而，每个人都有愤怒和发脾气的需求，而且这些所谓脾气发出来后，孩子便又能恢复平静。因此，笔者常常告诉家长，可以给孩子一个时间和空间来发脾气，但需要把发脾气对他人和周围环境的不利影响降到最低。

2. **教育孩子的时机选择** 很多家长会与孩子“硬碰硬”，在孩子情绪爆发的高潮时教育孩子，这样做的结果通常是家长自己也情绪失控，甚至会对孩子拳脚相加，“孩子却越来越难管，脾气也越来越大”，很多家长甚至丧失了信心，认为孩子是“天性难改，没救了”。

3. **了解情绪过程性的周期长短** 例如，青春期出现合并焦虑抑郁情绪的患者进行药物治疗时，不少患者和家属急于求成，服药数天不见效就开始换医院、换医师，不停就诊。殊不知，情绪过程的周期需要以周和月来计量。如果频繁更换治疗医师和治疗药物，不仅浪费患者自身的人力物力，也不便医师掌握患者的病情变化，并合理调整治疗方案。笔者在门诊中通常会告知患者，药物常常 2 周才会起效，6 周才会有阶段性进展，故需要在 3 个月内由相对固定的医师来观察病情变化并调整治疗方案，才能获得较好的疗效。

四、儿童的情绪发育

不同年龄段儿童的情绪发展情况不同。0～6 岁婴幼儿的情绪发展见表 5-1，6～18 岁儿童青少年的情绪发展见表 5-2。

表 5-1 0～6 岁婴幼儿的情绪发展

年龄	情绪表达/调节	情绪理解
出生至 6 个月	所有基本情绪出现 积极情绪的表达受到鼓励并更为经常的出现 通过吸吮和回避方式调节消极情绪	婴儿可以对快乐、愤怒、伤心等面部表情加以区分

（续 表）

年龄	情绪表达/调节	情绪理解
7～12个月	愤怒、恐惧和悲伤等消极的基本情绪更经常地出现 婴儿通过滚动、撕咬或远离令人不安的刺激物等方式对情绪进行自我调节	能更好地识别他人的基本情绪。社会参照的出现
1～3岁	出现次级（自我意识的）情绪 婴儿通过转移注意力或者控制刺激物的方式调节情绪	能体验到复杂的情感，自我表现意识增强，幼儿开始谈论情绪和掩饰情绪。同情反应出现
3～6岁	出现调节情绪的认知策略并不断细化 开始出现对情感的掩饰，以及对一些简单表达规则的遵守	开始从躯体动作中识别情绪 对情绪产生的外在原因和后果的理解能力增强。移情反应更为常见

表 5-2 6～18 岁儿童青少年的情绪发展

年龄	情绪表达/调节	情绪理解
6～12岁	对表达规则进一步遵守	
高级情感	自我意识的情绪与行为“对错”“好坏”标准的内化联系更加紧密	整合内外部线索来理解他人的情绪，移情反应增强
深刻性、稳定性逐步增加	自我调节策略（包括适当的时候对情感的激发）更加多样和复杂	意识到不同的人对于同一事件情绪反应不同，知道他人会有矛盾的情感体验

（续　表）

年龄	情绪表达/调节	情绪理解
12～18 岁		
矛盾性	既带有童年期的痕迹，又出现成人行为的各种萌芽，体现出半成熟、半幼稚的矛盾性特点	
热情有余理智不足，进一步稳定深刻	情感虽已趋于成熟、稳定，但自尊心强，不善于处理情感和理智的关系，常容易感情冲动	

第二节　注意缺陷多动障碍儿童家庭常见情绪问题

焦虑、抑郁等不良情绪在正常人群中也很常见，但如果其严重程度和持续时间达到一定范围，才会考虑焦虑障碍或抑郁障碍的诊断。临床实践告诉我们，多数 ADHD 儿童的家长只是处在不良情绪状态中，并未达到诊断标准。因此特别声明，本书下文中内容提到的焦虑、抑郁仅代表某种情绪状态，并非是疾病诊断名词。同时也提醒家长们，如果觉察到自己处在焦虑或抑郁状态，不必过度担心，更不必认为“孩子的问题还没解决，自己也要被贴标签了”，进而产生更多的无助感和不安感。因为研究和临床经验告诉我们，多数家长的不良情绪并未达到符合诊断的标准，而且轻度的不良情绪，只要处理得当，反而会促进问题的解决。

另外，即使不良情绪达到符合诊断标准的发作，也不必谈焦虑、抑郁色变。有些家庭长期受到ADHD的困扰,家长因长期处于高压和困境状态,在一定时间内出现符合诊断的焦虑发作和抑郁发作,这种状况也很常见。这时家长需要做的是,接受自己的情绪出了问题并能进行自我调节,或者在专业人员指导下自我调节。因为如果家长没有平静而稳定的情绪状态,很难真正有效地帮助孩子。但在实际门诊中,很多家长做不到这一点。他们有的觉察不到自己情绪出现了问题,有的否认或拒绝处理自己的情绪问题,这些背道而驰的做法常常会把问题变得更糟。因此,提醒家长们,即使自己出现了符合诊断标准的焦虑或抑郁发作,也不必过分悲观,您可以通过本书或其他途径学习一些应对方法。笔者的既往经验是,只要处理及时、得当,常常会获得令人满意的结果。

一、家长常见的情绪问题

(一)焦虑

焦虑的主要表现是无明确客观对象的紧张、担心、坐立不安,还有自主神经功能失调症状,如心悸、手抖、出汗、尿频及坐立不安等。正常的焦虑情绪与病理性焦虑的区别在于,病理性焦虑严重程度与客观事实或处境明显不符、持续时间超过3个月、明显影响生活质量,并且给患者本人带来严重痛苦。

焦虑是ADHD家长最常见的情绪问题,其焦虑常常表现为乱求医,希望尽快把ADHD从孩子身上赶走,经常处于心绪不宁状态,将ADHD可能带来的负面影响扩大化,整日忧心忡忡,无法承受内心焦虑的家长还会以对孩子或配偶发脾气的方式来处理他们内在的焦虑。

(二)情绪失调

情绪失调是指遇到一点小事就发脾气,挫折耐受性低,情绪波动性大且变化迅速,症状出现的强烈程度和发生次数与环境和年龄不相符。

ADHD 家长情绪失调常有如下表现。

1. 对孩子和配偶　动不动就对孩子和配偶发脾气，甚至动手，辅导孩子学习时缺乏耐心。

2. 对老师　处于情绪失调的家长常常无法保持理性，更无法积极与老师沟通，促进老师在学校帮助孩子。他们往往背地里抱怨和指责老师不能理解和关照孩子，对孩子不公平，更有甚者会直接与老师发生口角和冲突。

3. 对孩子的同学或同学家长　孩子因与同学发生冲突而被老师请到学校谈话，是多数 ADHD 家长难以回避的现实问题。处于情绪失调的家长应对这个问题时常处于两个极端。一个极端是不分青红皂白就认定是自己孩子有问题，对老师和其他家长反复道歉，一回家就把满腔怒火发泄到孩子身上；另一个极端是“护短”，无论自己的孩子是否有责任，都极力推脱和辩解，认为老师“没事找事，处理不公”，认为对方家长“小题大做”，故常常与老师和其他家长发生冲突。在学校冲突后，又带着满腔愤怒回家指责孩子，认为他给自己找了这么大的麻烦。

4. 对其他人　情绪失调的家长对其他人也常常缺乏耐心和容忍，遇事一点就着。例如，单位同事稍微犯错就大发脾气，或者开车经常与其他司机发生口角等。

(三)抑郁

抑郁以显著而持久的心境低落为主要临床特征。抑郁患者的情绪低落状态与其处境不相符，其情绪的消沉可能是闷闷不乐，也可能是悲痛欲绝，自我评价低，甚至悲观厌世，可有自杀企图或行为；部分患者有明显的焦虑和运动性激越；严重者可出现幻觉、妄想等精神病性症状。每次发作持续至少 2 周以上，甚或数年，多数病例有反复发作的倾向，每次发作大多可自行缓解，部分可有残留症状或转为慢性。

ADHD 儿童通常智力水平正常，可维持一定的社会功能，故家长罹患抑郁症者并不多见。罹患抑郁症的 ADHD 家长，通常见于儿童病情相对严重、共患病多、社会功能欠佳的家庭。这类家长常常在诊室以泪洗面，一旦看到孩子的症状或情绪反应就流泪，他们对未来持悲观态度，经常自责，认为自己无力帮助孩子解决 ADHD 带来的系列麻烦，常常伴随失眠、食欲下降等问题。

二、儿童常见的情绪问题

(一)焦虑

ADHD 儿童共患焦虑症的比例约为 25%。其中，广泛性焦虑症最为常见，其他焦虑也会发生。

1. **广泛性焦虑症** 通常表现为对未来过分担心、忧虑和产生不切实际的烦恼，多见于学龄期儿童，担心学习成绩差、害怕孤独，常为一些小事而烦恼不安或焦虑。患儿通常缺乏自信，对事物反应敏感，有多汗、脸红、心慌等表现。

2. **惊恐发作** 惊恐发作为急性焦虑发作，其发作时间短，表现为突然出现强烈的紧张、恐惧、烦躁不安，常伴有明显的多汗、脸红、心慌等自主神经系统功能紊乱表现。

3. **分离性焦虑** 多见于学龄前儿童，表现为与亲人分离时深感不安，担心亲人离开后会发生不幸，亲人不在时拒不就寝，拒绝上幼儿园或上学，勉强送去时哭闹并出现自主神经系统功能紊乱症状。

4. **社交性焦虑** 表现为与人接触或处在新环境时出现持久且过度的紧张不安、害怕，并试图回避，恐惧上幼儿园或上学，有明显的社交和适应困难。

(二)情绪失调

ADHD 儿童出现情绪失调的比例约为 42.6%。情绪失调是指遇到一点小事就发脾气，挫折耐受性低，情绪波动性大且变化迅速，这些症状出现的强烈程度和发生次数与环境和年龄不相符，常见于ADHD共患对立违抗障碍的儿童。

ADHD儿童在与他人做游戏时，如果游戏规则没有按照他的意思来，或者等候时间长一些就开始满地打滚、大声喊叫，甚至与他人发生冲突；也有家长反映，孩子做事遇到一点困难就放弃或者不耐烦、大喊大叫，这些都属于情绪失调。

出现上述表现的主要原因是ADHD儿童对情绪反应的自我调节能力降低。这时呵斥、打骂孩子让其停止是无法解决实际问题的，即使表面奏效，孩子的情绪失调也只是被家长用更大的脾气给吓得压抑回去了，孩子并未学会自我调节情绪的方法。

（三）抑郁

ADHD儿童共患抑郁的比例约为18%。主要表现与成年人抑郁相同，但也有以下特征。

1. 情绪波动大、行为冲动、体重减轻、食欲下降、睡眠障碍、自卑和自责等是成年人抑郁的常见表现，在儿童和青少年中不一定出现。但因一点小事就发脾气、离家出走、学习成绩下降和拒绝上学等十分常见，家长应特别注意。

2. 多数儿童无法准确描述内心的感受，如愤怒、难过、悲伤等，还有部分儿童在表达认知症状，如绝望和自卑时存在困难。因此，当发现孩子突然不爱说话、闷闷不乐并持续超过半个月时，家长应特别注意，不能简单询问是否心情不好，得到孩子否认答案就不再理会。

3. 不同年龄段的ADHD共患抑郁儿童的表现不一。研究发现，3～5岁学龄前儿童主要表现为明显对游戏失去兴趣，在游戏中不断有自卑、自责、自残和自杀表现；6～8岁儿童主要表现为躯体化症状，如腹部疼痛、头痛等，其他可有痛哭流涕、大声喊叫、无法解释的激惹和冲动;9～12 岁儿童更多出现空虚、无聊、自信心低下、自责自罪、无助无望、离家出走、恐惧死亡;12～18 岁青少年更多出现冲动、易激惹、行为改变、鲁莽不计后果、学习成绩下降、食欲改变和拒绝上学。

第三节 家庭情绪管理步骤

前文已详细介绍情绪相关的基本知识,本节将结合常见案例来介绍觉察、评估、暂停、反思、沟通——五步家庭情绪管理办法。

一、第一步:觉察

觉察就是能否发现并接受自己的情绪出问题。

(一)如何发现自己的情绪出问题

结合前文介绍的关于情绪如何表达的知识,如果我们的情绪表达方式出现变化,甚至对日常工作和生活造成持续的负面影响,就需要注意我们是否出现情绪问题了。以下列举一些常见的和容易被忽略的问题,供大家参考。

1. 持续的失眠,包括入睡时间超过半小时;睡眠质量差,做噩梦、易惊醒;频繁早醒,可比平时早醒 1～2 小时,甚至更长时间。

2. 莫名其妙地频繁胸闷、憋气、心慌、腹泻、腹痛、头痛等,到医院就诊也无法查出原因,请留意这些是否为不良情绪的躯体表达。

3. 突然在一段时间内变得爱发脾气,对孩子、对家人缺乏耐心,甚至在工作中也是如此;发完脾气后经常后悔、自责,请留意您是否在自我情绪管理和控制上出现困难。

4. 在超过 2 周的时间内经常感到悲伤,认为自己很无能,对不起身边的人，做事需要比平时付出更多的努力，经常感觉非常疲乏，对从前感兴趣的活动失去兴趣，请留意您是否陷入抑郁状态。

(二)如何接受自己的情绪问题

很多家长觉察不到自己的情绪问题，自然也无从接受。存在不良情绪躯体表达的家长尤其容易忽视自己的情绪问题。因此，请各位家长注意，如果您的躯体问题反复出现，但到医院就诊也始终无法查出明确原因，可以尝试到心理科或精神专科医院进行评估，也许这些躯体症状并非躯体疾病所致，而是与不良情绪有关。

还有部分家长已经发现了自己的情绪问题，但并不接受，更谈不上面对。有些家长认为自己向来坚强、乐观，这些小情绪一定会很快过去，根本无须关注；有些家长则认为"都是孩子闹的"，要是孩子没事了，自己自然好了，故把全部精力放在孩子的治疗和改变上；还有些家长谈焦虑、抑郁色变，无法接受自己怎么"神经了"，当医师或朋友提醒自己可能有情绪问题时，常常一笑而过，顾左右而言他。然而事实上，情绪问题并不会因为我们否认、转移、回避而消失，相反，回避情绪问题只会为将来埋下更大的隐患。

自己出现情绪问题时该怎样做呢？首先，我们需要了解情绪的过程性和必要性特征（见前文）；其次，还需要学习处理不良情绪的方法。当了解到情绪有起点也有终点、不良情绪也是生活的一部分，以及掌握了处理不良情绪的方法时，我们就可以成为情绪的主人，去接受它，进而有能力面对它。

二、第二步：评估

当觉察到自己可能有情绪问题时，便需要对这个情绪问题进行评估，看看其严重程度，然后想办法解决。

可通过焦虑自评量表和抑郁自评量表进行评估。如果评估结果是中度及以上问题,建议到综合医院心理科或精神专科医院就诊,由专业人员诊断并明确处理方案;如果评估结果是轻度问题,可以通过阅读相关书籍或其他途径学习情绪的自我调节方法。

需要注意的是,情绪常常是动态变化的。因此,不能因为一天中有短暂时间内自我感觉状态正常就认为自己没有问题,情绪状态的评估需要根据一天中大部分时间的表现来判断。

三、第三步:暂停

觉察到自己存在情绪问题,经过评估为轻度,决定先尝试自我调节,具体如何做呢?下面介绍一个 ADHD 家庭的常见案例并分析说明。

小明的作业又拖延到了晚上 11 点还没完成,小明妈妈从厨房出来,发现他居然还在玩笔。妈妈再也控制不住内心的怒火,开始提高嗓门、表情凝重地喊:“怎么又玩笔了?作业还写不写了?你看看都几点了!”

小明仿佛没有听到一般,继续发呆。

妈妈忍无可忍,脑中仿佛大量血液在往上翻涌、又涨又热,于是冲上前去推了小明一把,想抢小明手上的笔:“你怎么还装听不见?”

小明反推回去,大喊:“这是我的笔,我的笔,你不能拿走!”

以上场景是参加训练课的家长的真实描述,常常还有比这更激烈的。这个案例中的小明妈妈经常问我们:“老师,我也知道我脾气暴躁,有些焦虑,但我就是控制不住,该怎么办呢?”

老师回答:“您觉得您现在情绪怎么样?”

小明妈妈说:“好像挺着急、挺焦虑的。”

老师继续问:“您是怎么知道您正在着急和焦虑呢?”

小明妈妈思考了5秒回答:“好像有些心慌、出汗,而且我特别想说话。”

老师反馈:“很好,请记住您焦虑时的身体语言——心慌、出汗,以及行为——特别想说。回家也可以注意当您面对孩子产生焦虑感和发脾气时,您的身体语言和行为,并且记住,一旦再次发作,您在内心告诉自己,我又焦虑了。如果开始自己做不到,可以请您先生帮忙。”

以上是训练课老师帮助小明妈妈学习“如何觉察当下的焦虑情绪”的过程。

老师继续说:“当您觉察到自己焦虑时,您需要学习如何暂停。可以听听其他家长的经验。”

家长A说:“我曾经也跟您一样。不过我现在找到暂停的方法了,我会直接告诉我儿子,宝贝,妈妈好像又想发脾气了,我需要先回房间冷静一下,一会咱们再聊。等我回房间,我会听一下钢琴曲,慢慢冷静下来,然后再去找我儿子沟通。”

家长B说:“我先生帮我暂停还挺成功。每次我快爆发了,孩子爸爸就拿我儿子1岁光屁股的照片举到我面前,我一看就想笑,然后我就会好很多。”

小明妈妈回家试了这两个办法,结果都不管用。连续2周训练,小明妈妈继续问这个问题,但仍旧没有适合她的方法,她非常沮丧:“是不是我也该吃药了。”

又过了2周,小明妈妈特别兴奋地在家长团体分享:“感谢咱们这个团体,我终于找到了暂停的方法,现在分享给大家。我从一本育儿书中读到了‘积极暂停角’。当我又想对儿子发脾气时,我告诉儿子,‘宝贝,妈妈又想发脾气了,但一位阿姨告诉妈妈,有一个神奇的角落,叫积极暂停角,只要儿子陪着妈妈到那个角落,一起吃我们最喜欢的食物,10 分钟后,妈妈的脾气就会被赶走。你愿意帮妈妈吗?'我试了 3 次,都成功了"。

以上是小明妈逐渐学习"如何暂停当下的焦虑情绪"的过程。

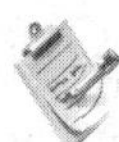

小贴士

- 每个行为的改变都需要时间,从冲动发脾气到冷静暂停同样需要时间,小明妈妈花了 4 周,也许我们需要更长的时间。当尝试不成功时,不要气馁,需要等待量变到质变的过程。
- 暂停的方法有很多,但适合自己的常常只有一款。不要害怕失败,要不断试错。
- 除了自己暂停,也可以邀请孩子帮忙暂停,还可以邀请第三方(配偶等)提醒暂停。
- 暂停通常需要空间上离开情绪爆发的地点。
- 暂停时要告诉孩子,只是暂时停止,不是不继续了,等情绪过后,还会继续。否则孩子会非常迷茫。

四、第四步:反思

经过暂停,我们的不良情绪会慢慢消减。这时,反思非常关键。

(一)反思的原因

一次的暂停成功也许只是偶然事件,并不能代表未来我们也可以做到随时暂停成功。因此,在暂停成功后,我们需要反思,需要问自己:这次是什么引发了我发脾气?我如何觉察到自己又发脾气了？为了暂停，我做了什么努力？哪些努力是有效的，哪些努力是无效的？如果下次出现类似情况，我如何能有效暂停？

另外，对于不良情绪的处理来说，暂停只是开始，还需要后续双方进行沟通，把不良情绪给彼此带来的困扰消解才是根本性的处理。否则这些不良情绪给自己和对方脑海中留下的不愉快记忆还将持续下去，久而久之，会破坏夫妻关系、亲子关系及其他人际关系。因此，暂停后，不仅需要反思如何做到下一次成功暂停，还需要反思，在情绪过后，如何与发脾气、闹情绪的对象沟通。

(二)反思的方法

还是举前文小明妈妈的例子来说明。

小明与妈妈进入暂停角后，母子除了各自吃提前准备的各自喜欢的食物，妈妈并没有继续与小明待在一起，而是告诉小明："儿子，妈妈吃完想冷静5分钟，你可以随意做你喜欢的事情，别打扰妈妈就行。"吃完东西后，小明妈妈的脾气已经消退了一半，在小明离开后，她听一曲钢琴曲，情绪已经完全消退了。小明妈妈开始思考一会儿该怎样与孩子沟通。这时，训练课老师讲的亲子沟通原则映入了脑海，于是小明妈妈准备了一下，便离开了"积极暂停角"。

五、第五步:沟通

(一)沟通的原则

1. 沟通前，确保自己和对方都不在强烈的情绪状态下。因为强烈的情绪状态下，大脑的功能主要被情绪占据，解决问题的功能显著下降。因此，只有等情绪发作过去之后，才是有效沟通的时机。这也是需要暂停的原因。

2. 沟通前,先想出1～3个对方为何要做惹自己生气的事情的合理理由。

3. 沟通时,先自我检讨,然后再表达对对方的感受。

4. 沟通时,尽量描述客观所见所闻和内心感受,而不是评价。

5. 沟通时,如果需要向对方提要求,避免“你应该……”这样的语言,而选用“如果你……做,我会特别感激”。

(二)如何沟通

还是举前文小明妈妈的例子来说明。

小明妈妈感觉自己已经完全放松下来,看到儿子也在放松地玩,便走过去问小明:“儿子,谢谢你陪我到‘暂停角’,妈妈已经不生气了,但希望就刚才的事情跟你聊聊。你什么时候有空?”

小明很诧异,向来蛮横的妈妈,居然头一次感谢自己,还征求自己的意见。他有点不相信自己的耳朵:“妈,这‘暂停角’真有用呀。您不生气就行了,我现在正开心玩游戏,要不别再说了。”

小明妈妈并没有放弃,继续邀请道:“聊聊这件事对妈妈来说很重要,但我也不想打扰你的游戏。要不你来决定哪个时间聊吧,是10分钟后,还是吃完晚饭后呢?”

看到妈妈这么坚持,而且给自己选项,小明心想:看看这“暂停角”是不是真的能改变妈妈。于是回答:“您这么需要聊,那就10分钟后吧。”

温和地坚持、充分尊重孩子、给孩子做选择和决定的机会,做到以上3点,是小明妈妈能成功邀请小明沟通的重要原因。

10分钟过去了,母子俩开始沟通。

小明妈妈说："儿子，感谢你愿意帮妈妈解决妈妈爱发脾气这个问题。我刚才想了很多，这么长时间，妈妈的脾气让你受了不少委屈，妈妈向你道歉。"

小明有些反应不过来了，但很享受妈妈这么贴心："妈，也没那么委屈，就是您总像个母老虎，我就只想躲到桌子底下。其实，写不完作业我也很着急，您再一呵斥，我就更六神无主了。"

小明这个解释让妈妈很意外，因为当小明妈妈在"暂停角"思考小明为何总是做让自己生气事情的合理理由时，她万万没想到，表面看起来没心没肺的小明，原来在写不完作业时内心也是着急的。自己只是注意到了儿子不屑一顾、破罐子破摔，却没有看到儿子心里的着急。想到这里，小明妈妈有一丝觉得愧疚，自己对不起儿子："儿子，妈妈一直不知道，原来写不完作业你也很着急。请原谅妈妈这么笨，没有注意到这一点，还总是数落你。"

小明有些不习惯，怀疑眼前这个中年妇女是不是自己的妈妈，小明掐了自己一下，发现不是在梦里。但小明对妈妈的"360°大转弯"仍旧不习惯，于是开始打岔："妈，要不让我再玩一会游戏？"

一听玩游戏，小明妈妈内心的怒火好像突然又冒出来了(游戏是小明妈妈发脾气的扳机点)。但这次小明妈妈并没有像以前一样开始发脾气、抢手机、数落小明，而是告诉小明："小明，妈妈刚才跟你道歉是真心的，可你一提玩游戏，妈妈又想发脾气了，你说妈妈该怎么办呢？"

小明愣住了。本来准备好了怎么防备妈妈把手机抢走，怎么在妈妈唠叨时当耳旁风，可妈妈这次换了套路，居然问小明该怎么办。怎么回答呢？看着妈妈这么诚恳的眼神，小明原先准备好的一套戏弄、捣蛋的绝招瞬间抛到了九霄云外。小明也软下来了，开始觉得妈妈很不容易：“老妈，我玩游戏让您这么容易变母老虎，那这次先不玩了，不过明天还得玩。您说吧，接下来聊什么？”

小明妈妈第一次发现，原来跟儿子表达自己的感受（表达不理解儿子的内疚）、无力（无法控制脾气），把决定权给儿子，居然能让儿子放下手机，这实在非常神奇。小明妈妈继续说：“儿子，感谢你选择不玩手机。其实，每天看着你写作业写到这么晚，妈妈除了发脾气什么忙都帮不上，心里很着急。你看接下来，妈妈可以做点什么，咱们共同克服这个困难？”

小明说：“其实也没那么难了。我最近在用训练课上老师教的方法，已经有些进步了。本来还打算告诉您，让您开心一下。但您的要求太高了，我这么一点点进步，您根本发现不了。”

家长们可以对照以上的沟通原则和示例，探讨一下小明妈妈是怎么做的。当情绪过去，理性回归；当家长放下权威与孩子平等交流；当家长不再人身攻击，而是就事论事；当家长表达感受、适当示弱；当家长认真反思、真诚道歉；当家长真正看到孩子、认可孩子、感谢孩子时，有效的沟通和解决问题的方法就产生了。因此，如果当下我们与孩子的关系很紧张，甚至孩子已经对我们关闭了心门，不必灰心，只要处理好自己的情绪，学习相关知识，就可以重启与孩子有效沟通的桥梁。

（钱 英 王 冲）

【参考资料】

[1] 唐登华. 别让坏情绪毁了你. 长春：吉林科学技术出版社，2011.

[2] Liu L, Chen W, Vitoratou S, et al. Is emotional lability distinct from

"angry/irritable mood", "negative affect" or other subdimensions of oppositional defiant disorder in children with ADHD?. J Atten Disord, 2019,23(8):859-868.

[3] Shaff DR. 发展心理学——儿童与青少年. 邹泓,等译. 6 版. 北京:中国轻工业出版社,2005.

第六章　六条行为管理技巧

第一节　行为管理概述

在儿童成长的过程中，每位家长都以自己的方式来教育孩子，希望帮助孩子养成良好的行为举止和习惯并消除不良行为。这些教育方式可能源于家长自己幼时被教育的方式、亲友的建议，以及育儿书籍等。但往往在实施过程中发现效果不理想，有些甚至起到了反效果。还有一些方式，如批评、恐吓、责骂甚至武力等方式，在孩子小的时候貌似好用，但当孩子到青春前期，有些甚至到小学一年级就不好用了。此时，孩子会产生强烈的对立情绪和对抗行为。这些都提示家长，在教育ADHD儿童时，要了解更多ADHD的相关知识和行为规律，改进教育的方式和方法，以帮助儿童养成较好的行为习惯，改善儿童的执行能力。

一、行为产生的三大要素

所有行为都是习得的，学习是刺激与反应之间的联结。行为是学习者对环境刺激所做出的反应。无论是正常行为还是病态行为都是经过学习而获得，也可以通过学习而更改、增加或消除。每个行为的产生都包括环境、个体行为和行为结局三大要素，并且三者互相影响。

下面以ADHD儿童做事（完成作业）拖延为例，详细阐述环境、个体行为和行为结局如何互相影响。

(一)环境因素

ADHD儿童本身的注意力缺陷、时间管理和组织条理等执行观念等缺陷;杂乱无序的家庭环境,紧张冲突的家庭氛围,不同的家长在场;孩子情绪不良、学习困难、自信心不足;游戏或动画片进行到一半等,以上环境因素都可能加重孩子做事(完成作业)拖延。

(二)行为的结局

家长有时严格要求按照预定时间进行;有时可能会让孩子休息一下,把游戏打完、动画片看完;有时发脾气、训斥孩子;或者家庭成员之间有许多不一致意见,孩子可能得到想要的游戏时间,不用立即完成作业。行为的结局就是看一个行为发生后,周围的人说了什么、做了什么,孩子从中得到了什么、避开了什么。

(三)个体行为的调节

行为是由每个具体的人做出的,孩子有时会根据现场环境做出调整,有时快一些,有时慢一些。这些与环境有关,也与自身的情绪和行为调整有关。行为的调节往往需要孩子有较好的情绪调整能力和工作记忆能力,如提醒自己上次出现这种情况时,自己发脾气或者拖延,反而被父母责骂,作业拖到很晚才完成,自觉还是快点做完比较好。然而,儿童本身情绪识别、管理能力和自我言语提醒尚未发育完好,特别对于ADHD儿童,情绪管理和工作记忆能力较同龄儿童更差、冲动性更强,自我调节需要家长的耐心引导和提醒。

由此可见,了解儿童的行为规律,了解行为产生的背景和原因,改善环境,制定相应的行为规范,帮助儿童提高自身的执行功能,加之家长适当的提醒,就可能预防不良行为的产生。同时,行为的改变非一朝一夕。当孩子有不良行为时,家长要适当提醒,帮助孩子去承担自然的结果,避免奖励不当行为;当孩子有良好行为时，家长要及时鼓励和奖励，逐渐帮助孩子养成更多的良好行为。

二、行为管理常见误区

在实际生活中，出于多方面的原因，家长在管理 ADHD 儿童的行为时，往往觉得很困难。家庭行为管理常见的误区有如下几种。

（一）过度干预

心理学有一种幽默的说法，有些父母可以归类为“直升机父母”，这些父母总是紧紧盯着孩子的一举一动，甚至思想活动，什么都要管，结果搞得自己很紧张，孩子也很紧张、很受挫。孩子认为自己做什么都不对，最后就不想配合了；父母是什么都想管，结果什么都管不了。

（二）意外地奖励不当行为

例如，有些家长怕吵、怕麻烦，孩子一哭闹或者不高兴就给他手机或平板电脑玩，特别是在公开场合。这对孩子的行为是一种物质和活动奖励。有些孩子慢慢就掌握了规律，用这些不当方式来获取想要的东西。

（三）忽视良好行为

如果家长忽视了孩子的良好行为，他们只能透过不当行为获得关注。孩子与家长在一起时，通常都希望得到父母的关注和肯定。但有些孩子表现乖巧、礼貌时，许多家长觉得那是应该做的，好像看不到一样；只有当孩子表现出不当行为，如发脾气、哭闹、装病时，家长才会看孩子一眼，过来询问“发生了什么事情”“为什么要这样”或者批评、责骂。对某些孩子而言，这代表了“表现良好行为的结果被忽视，表现不当行为才能得到关注”。久而久之，孩子会习惯应用不当行为来获取家长的关注。

(四)情绪升级

孩子会通过升级的方法获得自己想要的东西,如大声喊叫、哭闹、不断央求或纠缠,家长有时无法处理孩子的情绪和行为,特别是在公共场合,压力很大,只好试图息事宁人;而孩子认为通过发脾气能得到想要的东西,这实际上强化了儿童发脾气的行为。部分家长在孩子情绪升级,如哭闹、发脾气时,自己也越来越焦躁、愤怒、无助,便冲孩子大喊大叫、责骂、侮辱、威胁、控诉,甚至诉诸武力,这对孩子的情绪管理和行为管理都起到了不好的示范作用。此外,家长因为自己的情绪升级,反而忘记了之前要求孩子做的事情,如做家务、写作业等,孩子因此避开了不想做的事情,这对他的行为也是一种强化。

(五)有样学样

家长不自觉地示范不当行为,孩子便会学习。许多ADHD儿童的家长自身就有拖延、启动困难、注意力不集中、组织条理能力差等问题,不能给孩子做好的榜样,也难以帮助孩子形成有条理的生活习惯;另外有些家长常常抱怨孩子脾气不好、容易跟别人发生冲突,但许多家长自身就有脾气急躁、冲动等行为,特别是在与孩子的互动过程中,开始还能耐心教导、规劝和监督孩子耐心学习,但三五次后就失去耐心、冲孩子大吼,批评、责骂孩子等。

(六)给予不恰当的指示

家长有时指示孩子做事的指令过多。例如,让孩子收拾房间,但还不停念叨其生活自理能力差,甚至引申到对其长大后的担忧等,孩子左耳朵进、右耳朵出,对指示不予理会;有时指令过少、不清晰,“你就不能听话点”;或者指令过难,超出孩子的能力范围;或者发出指令的时机不当,如在孩子打游戏时发出指令;或者给孩子责难提问“你觉得该做什么”等。孩子接受不到清晰的指令,执行往往就打折扣。

(七)无效的惩罚

在孩子出现不当行为时，家长有时会试图用威胁、警告的方式去制止，而且往往仅限于威胁但没有执行；有些家长会在某些场合下暴怒，在愤怒情绪下对孩子进行粗暴的惩罚；有些家长对规则比较含糊，或者根据自己的心情，对孩子采取不一样的应对；有些家庭中不同家长之间的差异很大，也会出现不一样的处理方式。这些惩罚往往没有效果，大部分都变成了家长的情绪发泄，并加重孩子的恶劣情绪，破坏亲子和家庭关系，激起孩子强烈和持续的对立对抗。

在采取不当的行为管理过程中，家长通常自己也很受挫，陷入愤怒、无助、失控、自责、焦虑的恶性循环模式中。下文将详细阐述在家庭中对 ADHD 儿童进行行为管理的技巧。

第二节 合理的目标

“直升机父母”往往会过度干预。家长什么都想管，觉得孩子全身都是“毛病”，恨不得抓住一切机会教育孩子。过度干预的结果包括：①孩子产生对立情绪和抵抗行为；②孩子做任何事情都觉得是被迫的、为别人而做的，如觉得自己是“为父母做作业”“为父母考试”等；③他律增强，自律减少，如认为“上学迟到爸妈比我还紧张，所以起晚了也没关系，爸妈会想办法的”；④问题被强化，认为“反正我干什么都干不好，干什么都不对，我就这样吧”；⑤家长的管理权威和管理效率降低，父母管得越多、讲得越多，孩子越是习惯性不听，把父母的说教当成画外音，或者当时提醒改正了，下次依旧如此。

为了提高行为管理效率，家长需要学着“抓小放大”，管不了的不要管，不着急的先不管。

首先可以跟孩子一起制定一个行为目标，由小目标到大目标，由近期目标到远期目标，并结合奖励，正面强化孩子的良好行为。然而，有些家长在制定行为管理目标时，目标设置太多，恨不得把孩子所有毛病都一起纠正，觉得全都是问题，不改不行；有些家长自己也明白应该抓小放大，但就是控制不住。

以下 2 个方法可能帮你找到行为矫正的目标和重点。

小游戏——“三个篮子”帮你找重点

第一步：准备足够多的小纸条，写下你认为孩子的所有问题，每个纸条上写一条。描述具体行为，少用评价，越具体越好。例如，“早上叫 3～5 遍才起床”而不是“懒、对自己没有责任心”；“提醒 3 遍才开始写作业”而不是“拖延、懒、能拖就拖”。

第二步：准备 3 个大小不一的“篮子”（或其他容器），小篮子中放孩子“所有令人讨厌、但正常的普遍行为问题”；中篮子中放孩子“持续很长时间的行为模式，但不是目前急需解决的问题”；大篮子中放“父母目前无法再忍耐的 3 个行为问题”。

第三步：在本阶段只对大篮子中的问题进行重点干预，其他 2 个篮子中的问题暂不特别干预。当大篮子中的问题解决后，其他问题行为也会有相应改变。如仍需干预，可以之后陆续干预。

SMART 原则帮你制定具体目标

SMART 原则通常用于员工管理和绩效考核等，也适用于制定儿童行为管理目标。

S＝Specific，具体的。例如，有些家长希望孩子“更有责任心”，这是个非常笼统的目标，需要更明确些。例如，“每天放学前抄记作业”“自己整理书桌”“自己惦记着写作业，不需要家长反复催促”“洗澡换下来的衣服放到脏衣篓”等；有些家长希望孩子“更专注”，这同样也是一个非常笼统的目标，换成“尽快完成作业”“上课时多听讲、多回答问题”会更好，孩子也知道自己需要做什么。

M＝Measurable，可以衡量的。“尽快完成作业”“上课时多听讲、多回答问题”是相当具体的目标，但不好测量和评估。如果换成“2 小时内完成作业”“每节语文课回答 1 个问题”，会更方便家长和孩子制定目标，并评估孩子是否做到。

A＝Attainable，可以达到的。以“尽快完成作业”为例，如果孩子目前需要 3～4 个小时才能完成作业，制定目标为“1 小时完成”，对孩子来说过于困难，孩子常常会受挫、不愿合作。这就需要家长和孩子通过商量，得出一个双方都可接受的目标。

R＝Rewarding，有奖励的。奖励对行为的强化非常重要。奖励分为物质奖励、精神奖励和活动奖励。物质奖励可以是玩具、零食、零花钱等，也可以直接给活动奖励，如去动物园、去看电影等，但更好的办法是采取代币制和积分制，好的行为对应相应的积分，用代币或积分换取相应奖励。同时，免费的精神奖励也很重要，真诚的微笑、欣赏的眼神、及时的赞美，往往也是孩子们最喜欢的。

T＝Time-bound，具有明确的截止期限。没有截止期限的目标很难成功。

具体到对 ADHD 儿童进行执行功能训练时，为了提高儿童的积极性，也为了帮助家长更好地运用新的行为管理方法，建议家长和孩子一起将这些管理目标制作成一份行为合约。

第三节　简明的指令

ADHD儿童经常不听从指令，使得家长和老师大为恼火，感觉他们总是“心不在焉”“左耳进右耳出”“做事拖沓”“没有责任心”“没有上进心”，很难理解孩子的行为。

其实ADHD儿童不听从指令，往往有以下原因：①儿童本身注意力不足，ADHD儿童的注意缺陷比同龄儿童更严重；②ADHD儿童启动困难；③每天听到的指令太多；④指令不清晰，家长发指令的方式存在误区，如隔着房间冲孩子发指令、指令太长、指令含糊等。家长改善发指令的方式，孩子的行为就能有显著改善。可从以下方面改善发指令的方式。

一、谨慎应用指令

首先，为了使指令更有效，家长需要更谨慎地应用指令。家长需要确保：①这件事情确实很重要；②家长希望看到要求被完成。减少指令是让指令更有效的前提。

其次在发指令时，可以采取以下步骤。

(一)获取孩子的注意力

例如，妈妈在厨房对着正在客厅看电视的孩子喊“赶快洗手吃饭”；孩子在玩平板电脑，妈妈说“快去写作业”。很多孩子会回应“好”“马上”，但不一定真的听到了指令；或者虽然听到了，但很快被游戏或其他事情转移了注意力，忘记指令。

因此，在给予指令前，应减少引起孩子分心的事情，请孩子放下手中的玩具或暂停动画片等，让孩子看着自己，跟孩子有眼神接触；呼唤孩子的名字，让孩子的注意力集中到你和你要说的话上。

(二)指令要正面直接

以下是常见的发指令形式。

1. **请求帮忙的指令** “宝贝来吃口饭,先别玩了,就吃一口,好不好”“到时间了,写作业好不好”。

这种指令通常会得到“不好”“不要”的否定回答。这不是指令,这是讨好式的请求。要以平等、平和,但又清晰、明确的方式发出指令,像飞机上播放“请系好安全带”的广播一样的语气来发出指令。

2. **负面的指令** “你就玩游戏吧,我看你几点写作业!”

3. **威吓性指令** “你再乱扔东西,信不信我打你”“你再不收拾房间,下午就不要出去玩了”。

4. **指责式指令** “别磨蹭了,快起床上学,你怎么那么懒”“你能不能听话一点”“你能不能自觉点儿”。

这3种指令,往往带有强烈的指责性,孩子往往接收到的是父母的愤怒和批评,第一反应往往是不知所措、紧张,或者不耐烦等情绪反应,这种情况下,孩子会不知如何是好,或者对立对抗。

5. **道理式指令** “你的书桌怎么这么乱啊,应该要收拾一下啊,因为只有收拾整齐了,你找东西才方便,这样写作业的时候就不会为找东西而浪费时间了,你说对不对啊?”

太多的信息往往会失去重点,孩子可能会随着家长的念叨走神,或者接收不到重点指令,以为父母只是埋怨唠叨一下。

6. **重复指令** “赶紧起床啦(10分钟后),时间到了,快起床(5分钟后),你真的该起床了”。

习惯性地重复指令,孩子也会养成习惯,不听第1次和第2次的指令,只等着最后通牒,结果常常是时间紧迫,或是父母耐心耗尽后发火。

7. **不求答案的问句式指令** “你打算看电视看到什么时

候啊”“你到底在做什么”“谁在讲话”“你把东西丢哪儿啦”“你为什么要打妹妹”等。

这种跟之前的指令类似，孩子往往会觉得自己的确做错了，但家长只是在发脾气。这时也许孩子会停止当下的行为，但下一次遇到类似情况可能还是同样的做法，不利于孩子培养处理问题的能力。

（三）指令要清晰

指令的内容要清晰、具体、简洁，如“把垃圾放进垃圾箱”“请保持安静”“不要推妹妹”“9点了，把电视关掉”等。

另外，指令应控制在10个字以内，指令太多，容易产生混乱。如指令太少，难以实时转口头信息为行动的具体步骤。

如果指令较多时，可以将指令加上数字，如“接下来要完成3件事”，并说明1、2、3分别是什么。年龄小的孩子，建议一次只发出1个指令。

（四）确保指令被接收

发出指令后，可请孩子重复指令，确保孩子理解并记住指令的内容。

（五）不进行过多解释和辩解

有些孩子在收到指令后，会不停地问“为什么”，或撅嘴不高兴，或气冲冲去做。家长有时觉得有必要进行解释和说明，结果往往会把发指令变成一场辩论，孩子从而可以拖延时间，甚至避开任务。建议家长此时不进行过多解释。

第四节　恰当的提醒

教导孩子的行为符合社会规范本身就是一项艰巨的工程，尤其对于ADHD儿童。因为孩子本身的需求和成人不一样。成人需要的是外表整洁、有礼貌、遵守秩序、高效率，但孩子根本不在意这些。家长耗费很多精力去调教孩子,让他们的行为符合社会规范和我们心中的规范。但往往家长的态度越强烈,孩子的反抗越激烈。特别是 ADHD 儿童,由于自身的发育特点,其注意力、组织条理、工作记忆、反应抑制等多方面功能缺陷,比同龄儿童的执行能力更差,许多在家长看来简单的事情,对孩子来说可能非常困难,而且容易反复出现同样的错误。家长为了纠正孩子的行为,往往筋疲力尽,却收效甚微。

孩子不愿意和家长合作,因为他们和家长的需求不一样。通常,家长要求的仅仅是家长想让孩子做的,而非孩子的意愿。很多时候孩子会把家长当成敌人。

一、家长的意愿

家长经常会说:“起床!要迟到了!洗漱快点!早饭拿着路上吃!换衣服了吗?书包准备好了吗?扣子系好!换鞋子”“去写作业,坐端正,注意拿笔姿势,字写工整!不要玩笔!别走神!专心读题,再读一遍!写完语文再写数学!背诵,复习”“不要玩水!不要弄脏衣服!不要穿鞋上床!东西不要乱扔!别踢桌子!别一直看电视”。

然而,孩子慢慢会变成“我就做我想做的”,家长的态度则变成“必须按我说的来做”。孩子或者阳奉阴违,或者消极怠工,做什么都没有动力。

建议家长花几分钟时间想想,最好动笔写一写:①每天你要求孩子必须做到的,以及你要求孩子不要做的事情。不管你的这些要求和愿望是否现实,孩子是否能做到,都把它们列出来。②为了让孩子配合你的要求,你通常是怎么做的。③孩子通常有怎样的反应,可能有怎样的感受和想法。

二、提醒孩子时经常使用的旧方法

家长在提醒孩子、希望孩子能合作时，经常使用的方法包括以下几种。

（一）责备

例如，“你怎么又忘记带作业本回家了？告诉你多少遍了，放学前要抄作业、带作业本回家！你怎么就是记不住”“你怎么又不看题目！说了多少遍了，读题！看清题目再写答案！怎么总是犯同样的错误”“到时间了，把电视关了！就知道看电视，写作业的时候怎么没有这么专心！就知道玩”。

（二）谩骂

例如，“你是猪脑子吗？怎么这么简单的事情都记不住”“你蠢啊！真笨！这么简单的题，讲过多少遍了还不会做”“你看你的房间乱的，跟猪窝似的”“你为什么打别人？你是欠揍吗”。

（三）警告

例如，“看车，你想让车子撞到你吗”“那是能爬的地方吗？小心摔下来”“穿上外套，小心感冒！打针吃药我可不管”“放下手机！否则取消你 3 天的游戏时间”。

（四）威胁

例如，“别哭了！你再哭我就不要你了”“再哭，把你扔在大街上”“我数 3 下，你还收拾不好，就不管你了！你爱迟到是你的事”“别动插头！小心电死你”“好好吃饭！要不你就别吃了”。

（五）说教

例如，“让你早起、不要迟到，这是我的事吗？这是你自己的事情，迟到了老师会批评你，小朋友会笑话你。因为时间观念特别重要。每个人都要做到准时、负责任，你要为自己的事情负责任，不能什么事情都让爸爸妈妈替你想替你做，学习也是这样……”

（六）命令

例如，“你！马上！把东西给我收拾好”“立即！马上！去写作业”“每个题的题目读10遍！读不完不要写答案”“闭嘴！安静”。

（七）控诉

例如，“你怎么这么不省心！我一天到晚为了你操了多少心”“我供你吃供你喝，你倒好！考这么点儿分”“你能不能老实点！少让老师找我！我一天到晚忙得够呛，还得天天去学校挨批评”“天天被你气的，我白头发都出来了”。

（八）比较

例如，“老师怎么不说别人？别的小朋友都安静坐在座位上，怎么就你乱跑乱动”“别的小朋友都好好学、举手回答问题，怎么就你心不在焉”“你看弟弟多乖！你怎么不能像弟弟一样，自己专心写作业呢”“你看别人都在乖乖排队，怎么就你话多”“人家某某都是自己的事情自己做，看到长辈特别有礼貌，你为什么不能像他一样”。

（九）讽刺挖苦

例如，“这周就要考试了，你还能把课本落在学校，你可真能干”“同样一道题，错了10遍！你可真聪明”“这字写得跟天书一样！你这是有艺术细胞啊”“都是别的小朋友先动手的？就你委屈？你从来没有错”。

（十）预言

例如，“就你这样的，能上个中专就不错了”“你就这样吧，脾气这么大，没有小朋友会喜欢你的”“做啥啥不行，你长大了去收破烂吧”。

各位家长，以上这些话语对你而言，哪些听起来很熟悉？

你自己平时更常用哪种方式跟孩子沟通？当你这么说时，孩子是什么反应？你觉得他（她）可能会有什么感受和想法？假设你是孩子，听到父母或长辈对你说这些话，你会有什么感受？

三、提醒孩子的有效方法

以上那些旧方法是没有用的。孩子们厌倦了家长的解释和说教，家长也为此筋疲力尽。我们需要学习新的、更有效的方法，孩子能接受的方法，并能减少家长痛苦的方法。

首先，家长要先处理自己的情绪，保持平和，要做到这一点并不容易。可能有用的方法包括：①降低期待值，接纳孩子患有 ADHD 的事实，接纳其现状（包括优点和缺点），不要总期待孩子能做到 100 分；②接纳改变是一个长期的过程，需要家长更多的耐心；③相信孩子是有潜力的、有希望的，当然事实的确如此。

其次，尊重孩子是合作的开始。尊重孩子的感受和想法，尊重孩子是一个独立的个体，以平等、温和的语气跟孩子沟通，多倾听孩子，让孩子感到被尊重、被接纳，是孩子合作的基础。

最后，每个人都不喜欢被催促着做事情，特别是做不喜欢的事情。但同指责、训斥、威胁等相比，恰当的提醒更容易被接受。以下是几个提醒孩子的小技巧。

（一）描述你所看见的，或者描述问题

当家长不断指出孩子做错时，孩子往往会有抵触情绪，不愿改正。在这种情况下，简短地描述问题，孩子往往更愿意接受，也知道了应该做什么。例如，把“你怎么又忘了关灯！这么简单的事情怎么就记不住”换成“卫生间的灯还在开着”。

（二）提示

提示比指责更容易接受。例如，把“都六点半了，怎么还不开始写作业！你要我催几遍！写不完作业老师批评你我可不

管”换成“六点半了，要开始写作业了”；“谁喝的牛奶？怎么不放回冰箱”可以换成“牛奶放在冰箱外面会坏掉的”；“就知道玩，不知道该做家务吗？”可以换成“我需要你帮我把衣服叠起来”；“又乱跑！被车撞到怎么办！”可以换成“路上有车，走人行道更安全”。

（三）用简单的词语来表达和提醒

越简短的用词，孩子越能记得住。例如，睡觉时间到了，取代长篇大论，直接说一声“换睡衣吧”；上学时提醒一声“帽子、书包别忘带”；孩子写作业走神了，轻轻叫孩子名字，或者简单说一句“写作业了”。

（四）说出你的感受

父母经常高高在上地指导孩子的一举一动，哪怕和孩子谈心，也只是谈论孩子的感受和想法，很少谈论自己。其实孩子往往愿意知道父母的真实想法和真实感受。另外，这也有助于家长控制自己的情绪，并且向孩子示范情绪的表达方式和沟通方式。例如，“我不喜欢别人拽我衣服”“如果我的话没讲完就被打断了，我会觉得不高兴”“我不喜欢听别人对我喊‘给我买这个’，我更希望听到‘爸爸，我想买这个卡车玩具，可以吗’”。这种讲话的方式不算简单，特别是改变我们原有的语言习惯，但非常值得去尝试和练习。重点是以“我……”或者“我觉得……”开头，主语是我、我的感受或我的想法。

（五）写便条

有时文字沟通比语言沟通要更为有效。对于注意力不集中、写作业总是走神的孩子，一个大写的、打印出来的提示牌“专心写作业”，可能会比父母的监督和唠叨更有效。例如，在电视机上贴上“作业！！！”，在玩具区贴上“玩完了，记得收拾玩具”。也可用于沟通感受和指令，例如，写个临时便条“书桌上堆满了东西，请把书桌收拾整齐”。

以上都是跟孩子日常沟通、提醒孩子的小技巧，可以取代以往指责、说教、挖苦、威胁等方法。当然在很多时候，还需要家长直截了当地发出指令，这同样也需要技巧，后文将详细介绍。

第五节　有效的表扬

“一个人对自己的评价，将直接影响他的核心价值观和是否有积极的心态，自我评价还会影响他的思维方式、情绪、希望及人生目标，同时也影响他的行为”(引自那撒尼尔·布兰特的《自尊心理学》)。

为了帮助儿童建立正面的、真实的自尊心，赞赏和表扬很重要。同时，当儿童表现出好的行为或有进步时，赞赏和表扬也是非常重要的社会强化物，可帮助儿童表现出更多的良好行为。

人人都喜欢被夸奖，但不是每个人都擅长夸奖别人。有些家长反映，他们知道夸奖很重要，也经常试着表扬孩子，但效果常常不理想。

一、无效表扬的特点

(一)夹杂批评

例如，“你今天吃饭很快，没有经常说话！如果每天都能这样该有多好”“你今天作业写得很快，原来你可以做到的，为什么天天都要我提醒你”。

(二)为了表扬而表扬

有的家长反映，他们实在看不到孩子有做得很好的地方，只能硬着头皮说“你今天的字写得还算工整”。

(三)有目的的表扬

例如,“你今天表现很好啊,很有责任心！那接下来快点把作业写完吧”。

(四)笼统且含糊的表扬

例如,“嗯,很好,很棒”,孩子可能不知道你在表扬他(她)的哪个行为。

(五)太多“但是”

例如,“你今天写作业很快,特别棒！但是,如果字能写得更工整些就更好了”。

(六)过期表扬

例如,“你昨天在书店安静地排队,遵守纪律,我很高兴”。

设身处地想象一下,假如你是孩子,听到这样的表扬,你会有怎样的感受呢？是感到伤心、失望、愤怒、怀疑、无动于衷,还是会很开心？显然,如果你自己也不喜欢这种表扬,那就试着换一种说法。

二、有效表扬的技巧

有效的表扬应该是真诚的、及时的、准确的描述性表扬。以下是有效表扬的 3 个技巧。

(一)及时

当发现孩子有进步,或有理想行为出现时,一定要及时发现、及时表扬。部分家长难于及时发现孩子的优点或进步,并且可能会认为“这是他(她)应该做到的”“可能比之前有进步,但还不算很好”“虽然以前 10 点完成作业,今天 9 点就完成了,但也是一直走神、乱动”。对于这一点,家长要调整心态,接纳孩子的现状,正视孩子的优缺点,保持心态平和,才能及时发现孩子的进步。

(二)真诚

言语要真诚,出于欣赏而赞赏,不要把赞赏变成批评,如"你要是早这么做就好了""你能做到的,为什么平时不这么做",或者说"这样做很好,但是……"。不要带有掌控性地去表扬,"你特别自觉,来把作业写了"。表扬时仅仅表达你欣赏的部分就好。另外,肢体语言也要表现出真诚,微笑的表情,关注、欣赏的眼神和亲切的语调是孩子们最喜欢的。

(三)准确

有些家长试着表扬孩子,但发现组词造句困难,只能含糊其词地说"你做得真好""你真棒""你真乖",但孩子们并不买账,这就无效的夸奖。要做到准确地夸奖,可以描述你所看见的孩子的具体行为,描述你的感受,把孩子值得赞赏的行为总结为一个词。例如,"同学推了你一下,你很生气,但你没有动手,也没有骂人,而是跟他讲'有话好好说',我很高兴,你在努力管理自己的情绪""你做数学题时,一边读题一边用笔指着,我很欣慰,你在认真理解题目"。

有一位孩子的妈妈反映,上训练课时发现自己确实很少夸奖孩子,于是试着多发现孩子的闪光点,多去夸奖孩子,但孩子总是拒绝和否认,认为"你是我妈妈,你当然觉得我好""因为你是我妈妈,我做什么你都觉得很棒"。孩子有这样的反应,可能因为:①家长自己听到别人夸奖时总是习惯性否认,孩子模仿和学习;②家长夸奖孩子时用词太笼统、太多评价性,如"你好帅""你太棒了"等无效语句;③妈妈的赞扬与和孩子在外面接收的信息不太一样;④孩子自信心不足,家长发现后很焦虑,试图去通过表扬帮助孩子建立自信心。经过调整,这位妈妈试图减少评价性表扬,少用夸张的语气,尽量用平和的语气去描述孩子的行为并加上自己的感受。她试着邀请孩子一起做家务,发现孩子把衣服叠得非常整齐,之前她可能会稍微夸张地大声地说“宝贝你好能干！你真是太优秀了！”这次她试着改变一下，微笑着说道“我小时候练习叠衣服，可花了好几个星期才能叠整齐。没想到你第一次就能叠得这么整齐！有什么小技巧吗？”然后她发现孩子也露出了开心和小得意的表情，兴致勃勃地讲自己是如何做到的，之后一整天孩子都很开心。

三、七层次夸奖法

ADHD儿童常常被批评、指责、训斥，有时孩子自己也会想“为什么别的孩子都能做到上课不讲话，就我做不到”“我知道这样不好，但为什么我改不了”。随着年龄的增长，很多孩子也会在受到批评时为自己辩解，这在家长看来往往更难以容忍，认为孩子是在狡辩、说谎、推卸责任；更有甚者，有些孩子慢慢觉得“你们都说我不好，我就只能不好了”。因此，如本节开篇所言，“孩子的自我评价会受到外界评价的影响，而且往往会伴随终身”。如果连家长自己都看不到孩子的闪光点和进步，不能帮孩子建立自信心、给孩子克服克服困难的勇气，谁又能做到呢？希望ADHD儿童的家长能更多地看到孩子的进步和优点，不要吝啬夸奖。另外，也试着用更准确的表达，让夸奖更有效。

这里分享李松蔚老师七层次夸奖法中的五个层次，推荐家长们学习其中的第三到第五个层次。

(一)笨拙级：无原则“尬夸”

孩子说自己很笨、听不懂、管不住自己，父母夸孩子很好、不要灰心；孩子伤心自己不招人喜欢，父母夸孩子很好；孩子说老师最近总批评自己，父母夸你很好，要好好努力。这种夸奖，夸人的父母都不会相信，甚至会边夸边焦虑；被夸的孩子也会怀疑，觉得自己不被理解。

（二）入门级：转移视线夸奖

这一级别的夸奖一般比较具体，有事实支撑。基于事实的夸奖才能体现人与人之间基本的真诚。真诚需要面对现实，但总有一些事实是负面的，夸不出口，这一层次的处理方式是选择性无视。

这个层次夸奖经常使用的说法是："虽然……但是……"，例如，"虽然你语文学得不好，但你画画很好啊""虽然你写作业慢，但你的字写得很工整"。

（三）进阶级：积极视角夸奖

即便夸奖也无法回避那些让人不快的事实。进阶级的夸奖者不会只用一句"虽然"把阴暗面一笔带过。相反，他们会严肃认真地看待这个部分，一边承认它的重要性，一边也给出独到的视角，揭示出硬币的另一面。

相对主义是最简单的思路之一。理论上，任何事物都不是绝对的，没有绝对的好，也没有绝对的坏。就像杯子里的水是半空还是半满，关键看跟谁比。"虽然你考了倒数第二，但至少你超过了倒数第一"。只要用心，任何问题都可被发现有"相对还好"的一面。

然而，这一层次的夸奖如果掌握不好角度就会有一个局限，就是标准被降得很低，有时低到无底线，反而有一种讽刺的意味，被夸的孩子可能反而更加失落。

（四）专业级：资源取向夸奖

资源取向的基本逻辑是：你有许多的问题，但你整体过得不错，说明你有过人的能力。例如，"你带着那么多问题，注意力不集中、多动冲动、上课不遵守纪律、写作业拖延，但你成绩还不错，还有自己的好朋友，那你一定在别的方面有什么过人之处""你上课只有一半时间在认真听课，但居然考了95分，你是怎么做到的""你的问题越突出，说明你克服问题的能力越大"。

(五)高手级:解构式夸奖

“解构”就是对同一个现象做不同的理解。问题之所以成为“问题”、缺点被看成“缺点”,都是因为我们的语言定势使然。如果跳出原有的思维框架,同一件事就可以从问题变成优势。有时候只要换一个名字就好。

例如,孩子自卑、缺乏自信心,可以夸:“这说明你对自己有很高的要求。”由此可见,思想不变,换个名字、换种说法,内涵就不一样了;对考试焦虑的孩子,可以夸:“我知道你对自己要求比较高,希望考个好成绩”;对鲁莽的孩子,可以夸:“你敢于表达自己的态度,这很勇敢。”

名字都是标签,无所谓好与不好。只要跳出习惯性的视角,这时夸奖就已经突破了技术范畴,达到一种艺术的高度。

第六节 恰当的忽视

当孩子做出一些轻微欠理想的行为,如抱怨、发牢骚、撅嘴、重复同一个问题等,家长可以不作任何反应或任何形式的关注。根据行为主义理论,通过强化,如奖励、关注和表扬,行为的频率和强度就会增加;同理,通过恰当的忽视,某些行为的频率和强度也会相应减少。如果孩子持续某种行为,但得不到相应的强化和关注,这种行为的发生频率就会减少。

一、计划实施前的准备

在计划实施前,家长应先做如下准备:①家长应明白,我们要忽视的是孩子的某些行为,而不是孩子本身。忽视并不代表父母不爱孩子,而是通过忽视孩子某些不当行为,结合对良好行为的关注和鼓励,帮助孩子发展出更多良好行为。②家长需要清楚,我们忽视的是孩子某些轻微欠理想的行为,如抱怨、发牢骚、撅嘴不高兴、小声抽泣等习惯性行为，对于较严重的伤害性行为，如摔东西、自伤、伤人、咒骂等，不应采取忽视的态度，应及时干预。③在实施忽视行为之前，应该想好希望孩子用哪些方式来“替代”这些行为。④在正式实施之前，应郑重地对孩子说明一次，之后开始真正忽视孩子的轻微欠理想行为。

二、计划实施的要点

1. 不要陷入争吵、训斥或谈话。很多家长觉得他们必须反复跟孩子解释，为什么孩子那样做时他们不理他（她）。不要解释和说教，因为这些需要在计划实施前进行。

2. 不要表现得生气或感兴趣，不管是语言、面部表情还是动作。

3. 不要和孩子有眼神交流。

4. 保持心平气和，投入其他活动也会有帮助，如去其他房间、看书、做别的事。

5. 同时静心观察孩子行为。当孩子停止不当行为，且专注其他事情或出现良好行为时，家长要把握机会，及时赞赏。

三、计划实施的注意事项

（一）做好消退爆发的心理准备

消退爆发是指当孩子表现出轻微欠理想行为，家长由原来的关注、回应模式改为忽视时，孩子可能会情绪升级，变本加厉。

如果出现“消退爆发”，孩子的行为升级，家长应及时制止。要暗中留意孩子的安全，当孩子出现摔东西、撞头、伤人等行为时，要及时介入。介入时要保持冷静，移走危险物品，或制止孩子的动作，用简短的言语提示，如“放下平板电脑”“坐下来”，但不要有太多言语交流，或者威胁“你摔了平板，就别想再买了”“你撞吧，撞破了我也不会管你的”。

不良行为的短暂增加不意味着家长需要投降，相反，这通常意味着家长的忽视是有效的。在消退爆发的过程中，坚定地去忽视是很重要的，要提醒自己这种现象是暂时性的。

（二）主动忽视应持续、一致

每次孩子出现类似行为时，家长都要做到同样的处理，否则孩子可能会不断试探，甚至行为升级。

（三）先家中使用，熟练后再在公共场合运用

在公共场合，孩子出现哭闹不止等欠理想行为时，家长往往感受到加倍的压力，难以保持心平气和地主动忽视。因此，可以先在家中运用熟练后，再在公共场合运用。

再次强调，主动忽视不是去忽视孩子，而是忽视不良行为。孩子表现良好或没有出现不良行为时，家长应该给予充分的表扬和关注，因此，孩子实际上得到的关注并没有减少。

此外，在刚开始运用这个方法时，家长可能会感觉很不自然，想去回应孩子的牢骚、管理孩子的轻微欠理想行为。但如前所述，对轻微欠理想行为的过多关注、过度干预往往带来更糟的后果。

第七节　必要的惩罚

惩罚是家长们惯用的方法之一。家长试图让孩子通过受到惩罚而了解事情的后果、学会承担责任。常用的惩罚包括言语惩罚（如贬低、指责、辱骂、威胁）、权利剥夺（取消看动画时间、取消游戏时间、取消活动）、罚时出局（罚站、关在卧室等）、躯体暴力（武力惩罚）。

一、过度惩罚

家长们对惩罚孩子的常见反馈如下："孩子好像知道怕，看我真生气了就会改""孩子比较老实，就是做什么都慢吞吞的很气人""孩子看着听话，我教训他的时候他听着，但看着特别不服气，我就想揍他""罚他去卧室待着，他正乐得自己去玩，正好不写作业了""小的时候还管用，现在根本不怕我。我打他，他就还手，对他爸还怕点儿，因为打不过他爸，但已经不服了""他还是那样，什么也不想做，管他也不听，好好跟他讲也不听""脾气大，什么也不肯和我们说"。

以上反馈的常见原因是家长对孩子的惩罚过度，有太多的言语暴力和躯体暴力。

过度惩罚环境中的孩子，通常表现为：①胆小、怯懦，缺乏自信心和创造力；②过分在意他人的脸色和情绪，社交焦虑和社交困难；③出现儿童情绪问题，焦虑紧张、抑郁、脾气大、易激惹；④经常对他人使用言语暴力和肢体暴力；⑤叛逆、对立、对抗，不仅跟父母如此，在学校也是同样；⑥亲子关系疏远，孩子不愿和父母交流。这些问题通常会延续到青春期，甚至成年之后，影响孩子的一生。

二、惩罚的原则

当孩子出现过分行为时，如故意弄坏同学的文具、跟同学打架、乱扔东西等，是否需要惩罚？该怎么做才能让孩子知道问题的严重性、并改正错误呢？笔者的建议是，可以惩罚，但惩罚不等于暴力，惩罚一定要合理、适当地实施。

(一)惩罚的基本原则

①禁止暴力惩罚，包括语言暴力和躯体暴力；②和孩子一起制定惩罚的规则，可以写在行为合约中；③惩罚的方式包括

合理后果、提供选择、扣代币或积分、罚时出局等；④按照制定的规则执行，事后不再说教批评；⑤不要给孩子贴标签；⑥惩罚一定与奖励和表扬结合，奖励和惩罚的比例至少大于3∶1。

(二)惩罚的实施步骤

①惩罚之前，要和孩子商议，订好规则，说明出现哪些行为要接受怎样的惩罚；②在实施惩罚前，注意提醒和提供选择；③当孩子出现相应行为时，先用简短的言语提醒，如“骂人要扣积分”，给孩子选择的机会，如果行为仍继续，就要予以惩罚；④惩罚前，可以给孩子解释的机会，听听他的想法；⑤惩罚时，向其说明是因为什么行为被惩罚，告知他做错了什么，内容要简短，不要批评和说教；⑥按照约定的惩罚规则实施；⑦说明惩罚的开始和结束；⑧在惩罚结束后不要再提，避免给孩子贴标签。

很多孩子在接受惩罚时会有强烈的情绪反应。家长应注意避免训斥和说教，要理解和接纳孩子的感受，帮助孩子平复情绪。例如，“要罚10张卡片，你特别不开心是吗”。孩子往往在情绪平复后，自己就能找到解决的办法，例如，“我要扫地做家务，把卡片挣回来”。家长要做的就是理解和接纳，避免说教。

三、恰当的惩罚方法

(一)合理后果

让孩子自己承担由欠理想行为所带来的后果，包括自食其果和订立后果。自食其果是指欠理想行为带来的自然后果，如孩子边喝边摇可乐，结果弄洒了，只能接受没有可乐的结果。订立后果是指选择一个配合当时情况的后果，也是孩子可以承受的合理后果，如撤去享受、扣积分等。

具体操作方法可遵循以下步骤：①走近孩子，叫其名字，轻拍肩膀，眼神接触；②使用有效指令；③等待 10 秒；如果孩子遵从指令，则奖赏好的行为；如果不遵从指令，则撤去享受，或按章办事、扣积分。整个过程中，家长要保持情绪平静，不要解释、争论。

（二）终止活动/罚时出局

罚时出局是指停止孩子的活动、奖励和关注。罚时出局可以帮助家长停止孩子所做的让人生气或有害的行为。如果使用得当，能带来快速、持久的效果。这不会对孩子造成任何伤害，并且能够帮助家长平心静气，对孩子不那么愤怒和伤心。罚时出局很容易学习，经过一些练习就能使用。

1. 实施罚时出局的注意事项　①在实施前想好使用情况，如孩子打人、扇巴掌、掐人，扔东西或破坏东西、威胁别人、破坏财物等；②想好孩子可以用来替代的行为，即更好的做法（可以有多种）；③在实施前以商议的方式告知孩子，哪些行为会导致终止活动，并告知其可以的替代行为，以解决问题的立场和角度来跟孩子商议；④如果是正在进行的活动，可以终止孩子的活动时间，如出局 5 分钟，之后继续活动；或者选择一个无聊的、沉闷的地点来实施，这个地点需要是很容易到达的并且安全的，如卧室、如客厅一角，或者一个小帐篷。

2. 具体操作步骤　①走近孩子，叫其名字，轻拍肩膀，眼神接触；②使用有效指令；③等待 10 秒，如果孩子遵从指令，则奖赏好的行为；如果不遵从指令，终止活动 5～10 分钟；时间到了，清楚指示孩子做出正确行为，让孩子继续原本的活动；④孩子出现良好行为，及时赞赏；继续出现不当行为，实时停止活动。整个实施过程中，家长要保持情绪平静，不要解释、争论。

我们在执行功能训练课程上经常讲解和训练家长去运用这些技巧，家长有时会疑惑，用了这些技巧，孩子就会对我们言听计从吗？答案是不会，我们也不希望如此。首先，孩子的行为习惯不是一天养成的，也不会一天就消失；其次，ADHD 儿童在抗干扰、工作记忆、组织条理性等方面存在许多困难，需要家长更多的耐心提醒；另外，我们的目标不是让孩子言听计从、变成小机器人，而是帮助他们提高主动性、责任心和组织条理性，也是帮助建立亲子之间的情感氛围和平等沟通氛围，这些是孩子可能终身受用的。

（钱 英）

【参考资料】

［1］ 钱英. 注意缺陷多动障碍儿童心理治疗——系统式执行技能多家庭团体训练. 北京：北京大学医学出版社，2017.

［2］ 郭延庆. 应用行为分析与儿童行为管理. 北京：华夏出版社，2012.

［3］ 马歇尔·卢森堡. 非暴力沟通. 阮胤华，译. 北京：华夏出版社，2013.

［4］ 阿黛尔，等. 如何说孩子才会听，怎么听孩子才肯说. 安燕玲，译. 北京：中央编译出版社，2012.

第七章　执行技能训练方法

在了解并掌握了对孩子进行家庭行为和情绪管理的技巧后，家长要切实在日常生活中帮助孩子提升注意力，对抗分心走神、应对多动冲动，而训练执行技能、提升执行力、改善注意缺陷是有效的方法之一。

一、执行功能和执行技能

（一）执行功能

美国ADHD临床专家Brown教授曾经做出一个形象的比喻，“如果把理解力、注意力、记忆力、判断力等所有脑认知功能当作一个交响乐团，那么执行功能就是交响乐团的指挥，发挥联系、优化、整合各种认知功能的作用”。通过这个比喻可以看出，执行功能对于整个脑认知功能起着至关重要的作用。

（二）执行技能

执行技能就是执行功能在日常生活的实际能力体现。执行技能概念的提出是因科学家们曾经尝试通过实验室的认知任务训练来提升大脑的执行功能水平，结果发现，很多儿童经过训练后，虽然在实验室做任务训练时成绩明显提高，但他们在日常生活的实际能力并没有变化。因此，近年来，科学家们开始尝试能切实提高日常实际执行技能的方法。笔者开展的系统式执行技能多家庭团体训练便由此应运而生。

二、ADHD儿童执行功能受损的表现

大量国外研究证实，半数以上的ADHD儿童存在执行功

能缺陷，对此，笔者所在的北京大学第六医院儿童研究组也获得了很多有价值的发现。本节将举例说明 ADHD 儿童日常实际执行功能受损的表现。

（一）抑制功能受损

抑制功能主要指抗干扰能力。抑制功能受损可有以下 3 个方面的表现：①一听到电话铃响就放下手头的作业去电话旁边，周围任何声响都能吸引他的注意力，这是 ADHD 儿童抑制能力受损的典型表现。②经常抢答，常常家长的问题没说完，孩子就抢答了，这也是另一种形式的抑制能力缺陷——冲动，不能抑制第一反应。任何事物发生以后，他有第一反应，他不是反应不过来，而是反应一上来就要行动，缺少先思考判断的步骤。③已经进行的反应也无法抑制。简言之，正在做的事情很难让它停下来。例如，电话铃一响，他的注意力马上就转移走了，然后他开始关注电话内容，并且很长时间都无法回到写作业这件事情上。

因此，抑制功能受损是 ADHD 儿童非常突出的问题，也是需要重点要训练的问题。

（二）工作记忆功能异常

什么是工作记忆呢？例如，我说“123456”，然后让你重复一下，你重复这几个数字，这是一般的记忆。那什么是工作记忆呢？就是让你把其中的第 3 个和第 4 个数字说出来，这就是工作记忆。简言之，工作记忆就是先把内容保存在大脑里，你大脑里面有一个区域保存了“123456”，然后根据需要再提取。ADHD 儿童常常存在工作记忆困难。很多 ADHD 儿童的记忆力特别好，你让他重复刚才的事情，他可以做到滴水不漏；但你让他像这样提取，他常常就做不到。

（三）计划能力困难

以下象棋为例，有的人在脑子里可以计划 10～20 步，但有的人可能就只能计划2～3步。ADHD儿童常常很难做一个全盘规划。需要强调的是，并非全部ADHD儿童都存在计划性问题，有的下棋兴趣很强烈，也能做到提前规划很多步，因为兴趣激活了他们的犒赏系统，他们的计划功能获得了代偿。除了一般的计划能力问题外，ADHD儿童还有2个特别让家长们苦恼的计划能力困难：①启动困难。例如，你让孩子写一篇作文，或者是让他做一个稍微复杂的事，如拼一个复杂的拼图，他们经常会放弃，或者半天拖着不干。②很容易拖延。普通孩子可能半小时就能完成的作业，ADHD儿童可能2个小时都无法完成，他们经常会一会儿喝口水、一会儿上个厕所，总之就是无论如何都无法完成。但他好像也并非不会，只是没法专注地、高效率地、有计划地把作业做完。

(四)转换功能异常

转换功能就是举一反三的能力。威斯康辛卡片分类测验是专门测试这个能力的。这个测验的基本思路是要求被试者从多张卡片找出不同类别的卡片。每完成一定数量的测试，卡片分类的规则会切换。测试过程中可观察到，不少ADHD儿童一旦发现一个规则，就会认准此规则，当规则切换时，即使屡试屡错，他们也想不到换个规则来选卡片。在训练课中也发现，有的孩子特别爱钻牛角尖，总是“一条道要走到黑”，让他换一个思路相当困难；或者让他把这个事情停下来，先做下一件，需要向他解释很长时间。以上都是转换功能异常的表现。

并非每个ADHD儿童都会有上述所有执行功能受损的表现，因此，后文提到的执行技能训练并非对所有人都有效。但通常在这四大功能方面，ADHD儿童或多或少会有些问题，家长针对这四个方面重点关注并进行合理家庭练习，或多或少都能帮到孩子。

三、执行技能训练可提升执行力和注意力

(一)ADHD 儿童的执行功能比正常儿童“缓 2 年”

北京大学第六医院儿童研究组对 500 多个 ADHD 儿童的研究发现,ADHD 儿童的执行功能约比正常儿童“缓 2 年”,但到初中阶段,ADHD 儿童可与一般儿童水平相当。这个发现对家长朋友理解和帮助孩子至关重要。

例如通常情况下,三年级的儿童多数能保持专注和良好的执行力 20 分钟左右,基本能自觉完成自己的学习任务。然而,对于三年级的 ADHD 儿童,他们的专注力和执行力可能只有一年级儿童的水平。如果继续用三年级的标准要求他们,便超出了他们的能力范围。这时,家长们怎么办呢?让他们上一年级不太现实,那么他落后的这 2 年,就需要家长通过课后和家庭的训练,帮助孩子把这 2 年慢慢补上。

(二)执行技能训练可提升 ADHD 儿童的执行功能

2011 年的一项有关执行功能的研究发现,4～12 岁正常儿童的执行功能可通过训练获得提升。由于 ADHD 儿童的执行功能缺损或发育延迟已被大量研究所证实,科学家们也开始尝试对 ADHD 儿童进行执行功能训练,试图提升其执行功能水平,进而改善症状。笔者开展的系统式执行技能多家庭团体训练就是在这样的背景下产生的。近十年来,在北京大学第六医院儿童研究组王玉凤教授的倡导下,帅澜博士、杨莉教授和钱英教授先后对该训练模式进行了数次优化改良,还开展了开放性研究、随机对照研究、强化治疗疗效研究等,对训练的效果进行了验证。

(三)及早训练至关重要

大量临床案例表明,及早训练至关重要。因为“缓 2 年”这个事实,导致 ADHD 儿童在幼儿园和小学阶段,在学习和人际

交往上会面临比其他儿童更大的挑战。这时如果没有及时干预，孩子的学业和人际交往常常低于平均水平，其所导致的直接后果是孩子可能丧失自信，也常常被老师和同学排斥；如果家长还不理解和接纳孩子，还可能会在青春期出现对立、违抗等亲子关系问题；如果处理不好，很多孩子可能在初中阶段自暴自弃，进而出现早恋、逃学、物质滥用等一系列更棘手的问题。相反，那些及早获得有效干预的孩子，他们的现实学习和生活没有受到明显影响，随着后期发育逐渐达到正常水平，他们大多都能有理想的未来。

因此，希望家长们记住"缓 2 年"这个事实，以后当孩子表现出没有自觉性、自我管理能力差、很冲动的时候，家长不妨提醒自己：他会"缓 2 年"，得及早帮助他。"缓 2 年"并不可怕，因为别人可能到 12 岁就不发育了，我们的孩子到 15 岁能赶上也不晚，不能丧失信心。但如果家长不训练、不干预，很有可能到 15 岁也赶不上一般水平，最后差距越来越大。

(四)执行技能训练的问题

前文介绍了执行技能训练的原理，这里重点介绍训练可以解决哪些问题。需要注意的是，训练不是万能的，训练主要的适应证包括：①轻中度 ADHD 儿童；②药物治疗无效，或不耐受不良反应，或疗效不足的 ADHD 儿童；③伴对立违抗障碍，或家庭存在亲子关系困难的 ADHD 儿童。

(五)执行技能训练课后反馈

1. 训练回顾 2019 年，北京大学第六医院第 1 期系统式执行技能多家庭团体训练回顾：2019 年 4 月 13 日，每周 1 次、持续 13 周的系统式执行技能多家庭团体训练迎来尾声。这个在 2018 年 12 月 15 日的初次会面中成立的团体，还将在线上携手前行。

系统式执行技能多家庭团体训练是在参考美国 Guare 执

行功能训练基础上，结合我国文化特点，经过数次修订完善，以及开放性研究、随机对照研究等对疗效的反复验证，形成的较为完善的治疗方案。目前，认知行为疗法、家属教育等心理治疗方式已被纳入我国 ADHD 治疗指南，但尚缺乏具体的操作流程和规范。本训练正是诞生在这一背景之下。

本训练通过每周 2 小时、持续 13 周的系统式多家庭团体治疗的方式，指导家庭学习认知行为疗法原则，从而形成治疗师指导示范、家属协助、儿童自助实施注意力训练计划的非药物治疗。

每次 2 小时的授课内容如下。

0～40 分钟，通过儿童课堂教导技能，通过家属团体讨论提升家属管理儿童行为的技能。

41～80 分钟，通过多家庭团体进行场景模拟加强应用。

81～120 分钟，通过儿童游戏互动提升儿童社交技能，通过家属教育提升家属管理儿童行为的技能。

课后通过任务练习，以及每周内容相关递进的家庭练习作业来强化习得的执行技能。

此次训练项目开始于 2018 年 12 月 15 日，结束于 2019 年 4 月 13 日，跨过元旦、寒假、清明假期，历时近 4 个月、13 次训练，最后圆满结束。

此次训练结束后，参训家庭普遍反馈，通过训练，家长增进了对孩子行为的认识、获得了改变孩子行为的具体方式，孩子和家长都掌握了延迟满足、情绪控制、换位思考、合理制定目标、合理拒绝或提出要求等技巧，孩子完成任务的情况有所改善。

虽然“坚持很难”是每个家庭最深切的感受，但经过 13 次团体训练和在家庭中练习新技巧的努力，每个家庭都取得了自己的成就，看到了令人欣喜的转变。训练过程中，期前、期中、期末进行了共3次的时间线评估，清晰地展现了各个家庭进步的历程(表7-1)。

表7-1　执行技能训练中3次时间线对比

参训家庭编号	10分目标	时间线1	时间线2	时间线3
1	在托管班完成当天所有(2门以上)作业	4分	6分	10分
2	连续做10道奥数题不走神	/	/	孩子评:8分 家长评:9分
3	4次课堂纪律反馈中有3次"好"	4分	7分	10分
4	25分钟独立完成语文作业	/	/	孩子评:7.5分 家长评:8.0分
5	15分钟完成1课语文练字本	4分	5分	孩子评:8分 家长评:9分
6	控制情绪:被打之后不还手,合理解决冲突	/	/	孩子评:9分 家长评:6分
7	写作业20分钟不走神	/		9分
8	每周招惹同学不超过1次		/	孩子评:8分 家长评:9分

注:/,表示数据缺如,部分儿童期末评估与期中新目标不一致,以期末评估目标为准

在时间线评估中,各家庭将设定一个适合孩子的目标(对应10分),作为全家想在此次训练中实现的核心目标,并评估当前情况的得分,以及设定希望在训练中期和训练结束时所能达到的分数水平。无论是目标还是得分评估,都要求有具体标准。

以5号家庭为例。5号家庭的10分目标是15分钟完成1课语文练字本,他们实际期望达到的分数是6～8分,即20～

30 分钟完成 1 课练字本。起始分数为 4 分，对应 50～60 分钟完成；期中时达到 5 分，即 40～50 分钟完成；训练结束时，用时可缩短到 20 分钟，对应 8 分。家长认为孩子的进步远超出自己的预期，写作业慢不再是一个问题，感到非常满意，所以给出了 9 分的评价。

不难看出，经过 13 次团体训练，每个家庭都取得了明确的进步。

在最初设定的具体目标之外，此次训练带来的收获已经融入了各个参与训练家庭的生活当中，家庭内部的互动模式也有了潜移默化的改变。

2. 部分家长反馈 “训练课改变了我，我改变了孩子。我通过与老师和其他家长的沟通，认识并改正以前错误的方法，内心变得平和了，对孩子的态度也缓和很多，孩子也开始跟我说心里话了，我们更亲密了。孩子的变化在情绪管理方面最为明显，对抗情绪没有了，家里人都说孩子比以前懂事了。‘不着急，弄清楚，再行动，三思而后行；合理的时间，合理的地点，合理的要求’现在是我们的口头语”。

“孩子在闹情绪、发脾气时，家里人包括姥姥都能够冷静处理，更好、更快地让孩子平复心情、改善情绪。目前，孩子能认识到是自己的错误，也和家长达成一致意见，共同努力克服问题”。

“通过训练课及家长间的交流，我提高了对多动症儿童行为的认知，学到了一些切实可行的方法和技巧。与孩子相处时，能够理解、接受孩子的多动行为表现，不再为难孩子和自己。在帮助孩子建立规则、养成习惯过程中，我也多了些宽容，孩子也没有那么对抗和固执了，面对规则能够慢慢接受和努力做到，跟自己比确实有进步”。

“我学会了让孩子自己安排先做什么、后做什么，给孩子留足够的试错空间，让孩子摸索适合自己的做法。家长不要那么着急，要有耐心，给孩子时间和宽松的环境，让孩子自己成长、进步。我原来会打孩子，现在控制不住的时候，会去厕所缓解情绪再回来，不再动手打孩子了”。

“现在爸爸分担了带孩子的工作，觉得孩子的兴趣比较重要，给孩子的压力就小了。孩子的说法是，妈妈坐在身边的时候他就浑身冒汗，像关在笼子里似的，妈妈一走开就放松了”。

分离总是让人不舍，但一段旅程的结束，也会是新故事的开始。参与此次训练的家庭都表达了对于后续持续、定期活动的期待，希望能有机会让孩子们在一起多玩一玩，也让孩子们有更多的表达，让家长知道孩子真正的想法，以促进沟通交流。目前，借助微信群的联络，各个家庭在线下各自努力的同时，也能在线上实现相互支持(图 7-1)。

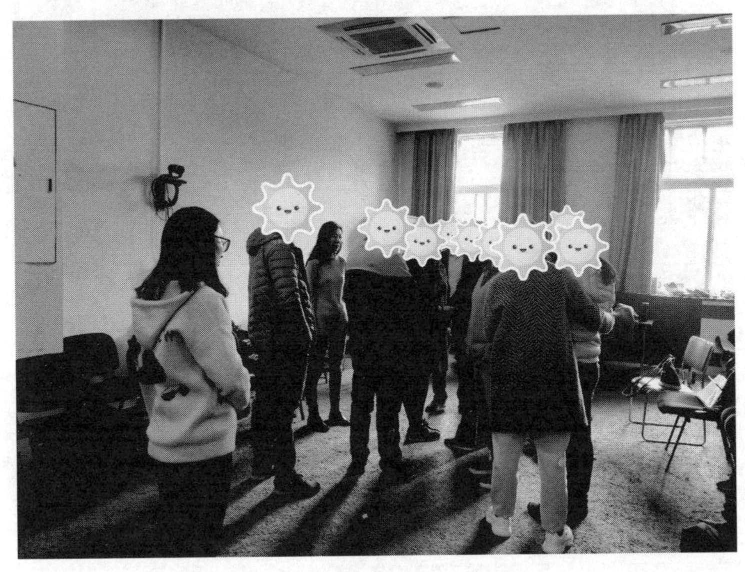

图 7-1　家属团体——人物雕塑

3. 工作人员手记 历经4个月，我们的系统式执行技能多家庭团体训练终于完成。作为13次训练的全程参与者和见证者，我们的内心充盈着感动。虽然具体的工作是平凡而琐碎的，但当我们走过这段旅程，回顾4个月前的自己时，我们惊叹于这种平凡的努力（有时也可说是挣扎）日积月累而成的力量。

在这一次的团体训练中，我们采用了分-合-分的课堂设计，最初与最后40分钟的课程，孩子、家长分别进行训练，便于有针对性地教授技能和进行互动；中间40分钟的课程，由孩子和家长共同完成，在生活场景模拟中强化技巧的运用，也为各个家庭提供了观察不同类型家庭互动的平台，为家庭间的互助奠定了基础（图7-2）。

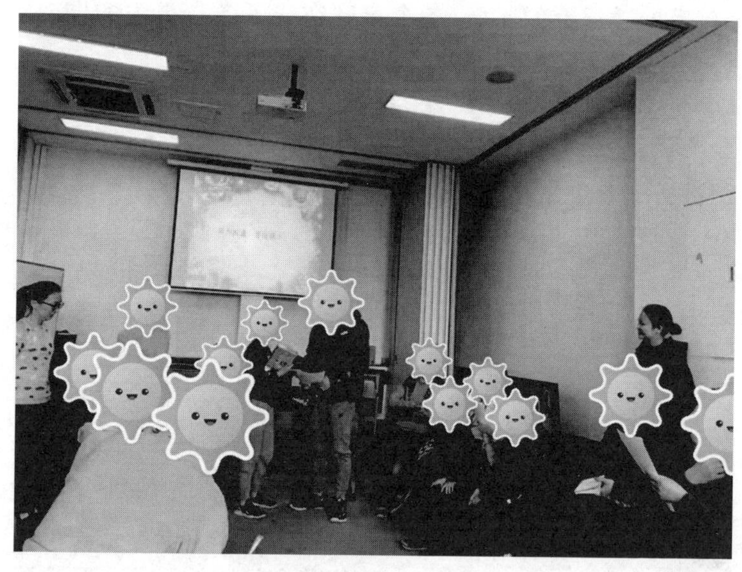

图7-2 家庭互动环节

在家长的变化方面,我们注意到,来自其他家庭的经验,尤其是通过对其他家庭内部互动观察所得的经验,可以为家长带来深刻的启发。例如,“我好像不敢拒绝我的孩子,我觉得我被自己的孩子控制了”“能有这样有觉悟的爸爸真是太幸运了”“一想起要面对老师我就害怕,你们真的好勇敢”,这也是团体训练的独特优势。我们在训练的最后40分钟里用灵活的形式巩固这种收获,也延续一些最初40分钟里的讨论,引导家长们互助解决生活中面对的实际困难。

在孩子的变化方面,我们看到了孩子们对儿童课堂所学内容日益熟习。技巧的积累,甚至家庭互动模式的转变,都会给孩子的表现带来变化,这种变化有时也会在游戏环节的互动中有所体现。虽然仍不时地发生冲突和产生难以控制的情绪,但孩子们处理冲突和情绪的能力有所提高。在沟通的过程中,我们也越来越容易听到孩子们真实的想法。

我们看到了所有家庭在训练过程中的转变,看到了那些在螺旋上升过程中的高峰和低谷,看到了家长们从无助到互助,以及他们在对孩子的爱的驱动下永不放弃的力量,看到了孩子们自身独有的优势和不懈努力所带来的进步。

作为治疗师、教练和伙伴,我们持续地、深切地受到团体中每一个家庭的鼓舞。我们深知,我们的专业知识、临床经验,以及系统式执行技能多家庭团体训练本身,都只是一种使ADHD儿童的生活变得更好的思路,最终实现的成果和每个家庭自身的努力密不可分。我们感谢每个家庭,以及家庭中每位成员的付出,也欣喜于能为这段旅程提供帮助。

(钱　英)

【参考资料】

[1] Qian Y, Chen M, Shuai L, et al. Effect of an ecological executive skill training program for school-aged children with attention deficit hyperactivity disorder: a randomized controlled clinical trial. Chin Med J(Engl), 2017, 130(13): 1513-1520.

[2] Qian Y, Shuai L, Chan RC, et al. The developmental trajectories of executive function of children and adolescents with attention deficit hyperactivity disorder. Res Dev Disabil, 2013, 34(5): 1434-1445.

[3] Diamond A, Lee K. Interventions shown to aid executive function development in children 4 to 12 years old. Science, 2011, 333(6045): 959-964.

第八章　家长常见问题及解答

一、学校相关问题

问题一

> 家长甲：考试结束后，家长应该如何正确面对孩子不理想的成绩？

1. **治疗师回答**　首先，在跟孩子聊成绩之前问自己几个问题，并逐一记录下来：①孩子成绩不理想，对我们家长来说究竟意味着什么；②家长自己的情绪有哪些，为什么会有这些情绪；③孩子成绩不理想有哪些原因。

2. **正确思路**

(1)正确理解 ADHD：ADHD 儿童的家长会比其他正常孩子的家长付出更多的努力，培养孩子时才能取得同样的成效。同时，ADHD 儿童本身也需要付出比其他正常孩子更多的努力。

(2)积极关注：Brown 教授研究指出，“ADHD 儿童常常在某一方面有惊人的天赋”。如果我们善于挖掘和发现孩子的天赋，并好好加以培养和引导，不仅能促进孩子自尊、自信的建立，也有助于减缓家长自身的焦虑。

(3)换位思考：家长们应该曾经也有这样的感受，我们的父母把期望寄托在我们身上是一件很难受的事情。同样，当我们把自己的期待寄托在孩子身上时，他们也会感受到很大的压力。

（4）齐心协力：前文所述的几点建议并非让家长否认自己为人父母时产生的焦虑，这对于家长也不公平。孩子能感受到我们的焦虑，因此，我们应尽量成为孩子的“战友”，跟他们一起面对学习困境这头“猛兽”。只有跟孩子统一战线，家长才可能站在孩子的“高度”上，看到孩子真实的困境，并帮助其寻找适合的应对方式。

（5）情商、智商同样重要：智商（学习成绩）和情商（素质教育）同样重要，但在学校，通常更注重前者。因此，家长要把情商教育给孩子补充上，即不只关注学习成绩，同样也要关注孩子的综合能力，这也有助于帮助 ADHD 儿童建立自信。

问题二

> 家长甲：开学不到 3 天，老师就向我告状，“控诉”孩子种种违反纪律的劣迹，例如，课上在教室随便溜达、经常发脾气哭闹、扰乱课堂秩序、完全不服管教。尽管去上学前我反复叮嘱，让他在学校“乖一点”，可还是没有任何用处，我感到很苦恼和愧疚。这种情况下，该如何调整自己的心态？该如何和老师沟通？

1. 治疗师回答　在面对老师告状时，先问自己几个问题，并逐一记录下来：①我们是否已经跟学校、跟老师解释过孩子患有 ADHD 的事实，对方的态度怎样，双方是否达成过某些合作；②以前面对老师告状时，我们如何反应；③孩子为什么会违反纪律；④孩子违反纪律是否反复发生，以及为什么会反复发生；⑤如果我们是孩子，面对老师的告状，我们的心情是怎样的。

2. 实例分析　家长甲需要思考的问题是：自己已反复提示孩子因患有 ADHD 而管不住自己，老师究竟是不会管理、不想管理还是不知道该如何管理孩子。

事实还原：其实在开学初，家长便已经跟老师沟通过孩子患有 ADHD 的情况，只是老师平时需要管理的学生太多，且缺少 ADHD 儿童管理的相关知识，面对孩子撒泼、无理取闹的情况有些手足无措；而家长本就心存愧疚、害怕孩子受到歧视，便也很少与老师沟通相关问题。

3. 正确思路

(1)系统观：使用系统观的观点。这个问题涉及家长、孩子、老师三个方面，家长作为其中一方，需要给自己时间思考如何还原事情发生的具体过程，也需要了解影响孩子反应的原因有哪些。

(2)有效沟通：①密切与孩子的班主任、任教老师及学校方面沟通，与老师协商合理的管理方案，在合理范围内要求学校安排专门的看护，稳定孩子情绪、维护正常教学秩序；②主动向老师介绍 ADHD 的相关知识及看护注意事项等，注意言辞要温和有礼，必要时可以寻求精神专科医师的帮助，提供更专业的看护方法；③多向老师寻求反馈，了解孩子的点滴进步或仍存在的问题，耐心分析，尤其是孩子在校内有进步时，希望老师可以适时给予表扬和鼓励，增强孩子的自信心；④老师通过适时表扬、恰当关注等，增进孩子对其的信任感，从而促进合作。

(3)理解：每个人做事都有一定的理由，孩子也有自己的原因，即便这件事在别人看来是错误的。因此，家长要先问问自己，关于违反纪律这件事情，自己怎么理解、老师怎么理解、孩子怎么理解。

例如，有家长听老师说完就开始责备孩子，或因袒护孩子而责难老师。实际上,出现这样的情况可能是因为老师没有了解事情的详细情况,或是因为家长对孩子过度溺爱。家长需要有系统观,给孩子分辩的机会,兼顾三方才能处理得当。

(4)给自己和孩子留存情绪宣泄的空间:①合理分工,具体见问题五的解答。②宣泄机会。给孩子解释和宣泄的机会,帮助孩子把他的情绪和想法合理地表达出来,认可孩子在过程中的感受,让孩子感到被理解和尊重,再适时引导孩子以后如何面对困境和冲突。

陪伴和教育 ADHD 儿童需要极大的耐心,家长和老师都可能付出甚于常人数倍的努力,耐心地引导和教育着孩子,在校才可能管理好孩子。即使 ADHD 儿童起步比其他孩子艰难,家长和老师能用爱来温暖孩子,为他们营造一个充满爱的起点,这份爱必将会成为他们在今后漫长人生道路上的不懈动力,最终帮助他们大步追赶其他同学。

问题三

> 家长甲:因为我的孩子与其他孩子能力不同,常常无法达到老师的要求,回家后会非常不开心。我的孩子会不会因此觉得自己不如别人?如何帮助孩子提高自尊心?

1. 治疗师回答

(1)自尊心的定义:自尊心以积极的自我认可为前提。也就是说,当个体认为自己值得被爱时,他才能肯定自己。有自尊的孩子认为自己是可爱的,自己生命是有价值的,而这两个自我认同的形成,与养育人的态度密切相关。

(2)培养自尊心:孩子的自尊心需要后天的培养。家长和老师仿佛一面镜子，孩子通过镜子才知道自己的可爱之处和被周围人接受的程度。因此，要想提高孩子的自尊感，家长需利用一切可能的机会鼓励和肯定孩子。

(3)如何正确地表扬：对孩子的表扬不限于成绩，还应包括孩子本身的美好品质和日常生活中的点滴进步，我们肯定孩子良好品质的同时，也是在潜移默化地教会他们欣赏自己、肯定自己。

具体表扬的内容包括：①表扬行为，如“你这次考得真好”“你在运动场上的表现真令我自豪”等。这种表扬可使孩子对自己的出色表现感觉良好，但不能影响他们的自我评价。②表扬个人的品性。这种表扬可以增加孩子的自尊和自信，使他们认为自己是有价值的。如“你能坚持跑完，说明你是一个有毅力的人”“你真勇敢”。③就事论事，自我肯定。只有孩子能够自我肯定，在遇到批评时，他们才能把行为的错误和自己作为一个人的价值感区别开，他们才会允许自己在行为上偶尔犯错误，因为他们内心明白，虽然这次犯了错，但作为一个人，自己是可爱的、有价值的。④家长可以多在孩子的同伴面前表扬孩子，如果能够把孩子的优点和进步告诉老师，请老师在学校给予表扬，会有更好的效果。

希望各位家长把关注点更多地放在积极乐观的一面。每个 ADHD 儿童都是一朵迟开的花，欲速则不达。要多看到孩子的优点和进步，在生活中会感受到更多积极、快乐的情绪，相信他们终能开出美丽的花朵。

(4)如何正确地批评：很多家长担心一味表扬孩子会使其骄傲，且会让他们看不到自己有待提高的地方，这便涉及如何恰当地反馈孩子的错误，并增进孩子的自尊感。

具体措施包括：①适当忍受孩子犯错。如果错误的后果无伤大雅，或补救错误的代价在可接受范围，不妨给孩子试错的机会。因为孩子的自主性、自我效能感就是在不断地自我探索与调整中逐渐形成的。如果家长在孩子稍微出现错误苗头时就指手画脚，那么长此以往，孩子往往会变得畏首畏尾、不敢尝新，更害怕犯错，自然就更难以自尊、自信了。②就事论事。这一点很多家长做不到。例如，辅导孩子写作业时，教了3遍孩子都没学会，家长就抱怨“你怎么这么笨”；孩子走神了，提醒4次后孩子仍旧走神，家长就脱口而出“屡教不改，朽木不可雕”等。长此以往，便会促使孩子过度自我否定和自我怀疑。

2. **温馨提醒** ADHD儿童表面上看起来大大咧咧，貌似对家长对他们的看法无所谓。实际上，我们在团体训练中常常发现，孩子信任治疗师后，他们会偷偷表达“我其实是对父母的否定麻木了，而不是不在乎”。

问题四

家长甲：孩子经常会忘记学校老师布置的作业，就算记得做作业，也非常抗拒，做作业拖拖拉拉；学校老师经常反映孩子没完成作业，我感到很困扰，应该怎么办呢？

家长乙：我感到孩子在生活和学习中过度依赖于我的管理和提醒，比如为了保证按时上学不迟到，就需要我一直提醒、催促，不能自觉起床。如果我放权使孩子自己承担迟到的后果，他能够很好地承担责任，管理自己吗？

1. **治疗师回答** 在想出解决孩子拖拉的办法前，问自己几个问题，并逐一记录下来：①首先，明确自己孩子的拖拉情况是否为ADHD儿童的典型症状，还是仅仅为大多数孩子的普遍问题；②孩子需要做的事情对于他的年龄来说是难以完成的，还是可以轻松完成的；③孩子无法完成需要做的事情，是经常发生，还是偶尔出现；④阻碍他们完成任务的可能原因有哪些；⑤家长自己是否有足够的耐心和信心帮助孩子；⑥孩子迟到或不完成作业，是否被老师批评了，以及批评是否有效果。

2. 正确思路　拖拉的问题不仅是 ADHD 儿童的典型症状，大多数孩子都或多或少有这方面的问题。正在阅读本书的家长们，想必也有做事拖拉的时候。这是共同的问题，只不过在多动症儿童中更加突出。因此，需要家长对孩子赋予更多的耐心和更灵活的管理方法。

针对 ADHD 儿童的拖延和过度依赖，家长可以采用“三不四要”法。

(1)不重复恶性循环：在家庭生活中，我们可以见到很多恶性循环现象。例如，孩子不想做作业，家长就催促，孩子心不甘情不愿，还进一步让家长着急上火，直到家长的耐心消磨殆尽，对孩子一顿数落和教育。但结果是，孩子的拖延越来越顽固，家长越来越唠叨。此时，只要打破以上任何一个环节，就能打破恶性循环。最容易改变的，其实就是家长过分数落和催促的环节。

(2)不承担孩子自己的焦虑：孩子学业拖拉的后果应该是孩子承担，还是家长承担呢？也许你们想说，“孩子不好好读书，孩子未来没希望，老师告状不也是我们遭罪吗”。那家长们如果工作有失误，是否也愿意让自己年迈的父母催促和焦虑呢？我相信大部分人的答案是不愿意的，因为我们是独立的成年人，自己的事情需要自己承担后果。其实，换个角度来看，读书学习不也是孩子自己的事吗？家长不可能帮孩子去上学、做作业和考试等。

(3)不越俎代庖：前文说到，读书是孩子的责任，正如工作是我们自己的责任一样。因此,拖延的后果和焦虑都应“物归原主”,读书的焦虑和后果都是孩子的责任,家长们不能越俎代庖,要让孩子们独自面对他们自己的责任,也许我们会看到一个小大人出现。

(4)要理解:家长要多理解 ADHD 儿童的症状,也要理解很多事情并不是他(她)故意而为之,切莫用大多数儿童的标准来要求 ADHD 儿童。还要理解,拖延是儿童的普遍现象,不单单是 ADHD 儿童,也不单单是儿童,就算家长自己,在工作中或多或少也会有一些拖延行为。

(5)要给孩子适度的自由:“望子成龙、望女成凤”是自然的、正常的期待,但家长也可“望己成龙、望己成凤”,多留点时间给自己,为提高自己的工作、生活质量而努力,而不是一味将所有期望都压在孩子身上。如此,既能以身作则,又能给孩子适度的自由。但给自由不代表不管孩子、放纵孩子,而是抽出时间和精力给自己,替孩子分担一些放在他们身上的期待。

对于年纪很小的幼儿或儿童来说,家长是“空姐、空乘”,孩子们缺少应对生活的经验,需要家长耐心地教他们生活技能;当孩子慢慢长大,家长更像是一个“教练”,可以慢慢地松开双手,适度关注孩子即可。当他们遇到自己解决不了的困境时,家长再合理引导;他们日常的练习和上“人生赛场”的事,家长们只能加油鼓劲。

(6)要信任孩子:家长对孩子的拖延和淘气行为可以适当地表达自己的担忧,相信孩子有理解家长的能力。这样能缓解家长自身的焦虑,也传达了自己的关爱。家长要相信孩子有改变的能力和“青出于蓝而胜于蓝”的潜力,在日常生活中针对具体的事情给予信任和放手。

例如,当孩子一晚上都不写作业,临近睡觉时间了,家长如何表达信任呢?首先,家长需要明白,我们感到难受,是因为我们承担了孩子自己应该承担的焦虑。要跟孩子表达作业没完成的焦虑，把焦虑还给孩子；然后家长需要跟孩子表达自己的担忧。其次，把孩子的任务具体化。“距离睡觉还有 50 分钟，但你今天要完成明天早上就要提交的语文、英语和数学这三门作业，你是否对自己有信心”，之后，再次表达信任，“爸爸妈妈相信你能在这 50 分钟内完成自己的作业。当然，如果你有需要帮忙的地方，我们随时都在”。

(7)要引导：ADHD 儿童更需要家长耐心的引导，做事凌乱、容易忘事是他们本身症状的体现，这就需要父母给予结构性和计划性的耐心引导。

要矫正孩子拖延习惯，做任何计划都需要遵守以下原则：①任何计划都应是孩子感兴趣、力所能及、能参与的，家长只是协助；②计划的事情要合理，应该是踮起脚尖就能够到的、能有所收获的事情，如此才能强化孩子继续坚持的信心；③执行计划时，应该根据具体情况及时调整，保证计划能顺利坚持下去。

以上“三不四要”原则可以拓展到日常生活中各种行为习惯的培养。

问题五

> 家长甲：ADHD 儿童的家长应如何与学校、与老师沟通？

接下来让我们阅读 2 封家长写给学校的信件。

信件 1

尊敬的校领导：

您好！

我是××的家长。首先向您和孩子的班主任老师，以及所有任课老师表示由衷的感谢！

孩子 2020 年 7 月份因疑似“注意力缺陷多动障碍”，经多次检查，于 2021 年 1 月最终确诊。注意力缺陷多动障碍，又称多动症，英文简称 ADHD。多动症是因为大脑中枢神经系统，尤其是额叶成熟延迟，大脑皮质觉醒不足，导致中枢控制注意和运动的相关区域功能较弱造成的生理性疾病。主要表现是注意力不集中，常常不分场合到处奔跑玩耍；有很强的畏难情绪；情绪不稳定，容易过度兴奋，受挫后情绪低沉哭闹，因注意力不集中导致其学习成绩达不到与智力相符的水平；精细动作、协调运动等发育不良，左右分辨难等问题。这些问题，对于在校上学的孩子来说，无疑会引起一系列连锁反应。医生告诉我，多动症在国内的患病率是 5%～8%，因为国内对这个病的了解不多，因此，这些孩子常被认为是屡教不改、意志品质有问题的“熊孩子”，因为得不到很好的治疗和训练，多动症往往对孩子的成长产生了不可挽回的影响。

2020 年 7 月，当我拿着厚厚的检查单从医生诊室走出来，看着紧拉着我的手的小家伙，我的情绪瞬间崩塌，抱着孩子在医院角落里失声痛哭。当时距离开学只有 2 个月的时间，因为孩子年龄小，还不能吃药，我不停地在网上查资料、买书，自己尝试着在家里给他做行为训练，幻想着在短短 2 个月的时间里就能让孩子变好一些。可幻想终究是幻想，对孩子的训练收效甚微。

疫情禁足，别的家长们都欢天喜地地盼着“神兽归笼”，我的焦虑却随着开学时间的临近与日俱增。9月1日开学了，孩子高高兴兴地走进校门，满怀兴奋和好奇地开始了一段崭新的人生旅程，我却怀着忐忑的心情，惶惶不可终日。每天孩子进校门前我都会千叮咛万嘱咐，让他听老师的话、遵守纪律、好好听课，认真学习。从他进入校门的那一刻起，我就会心神不宁，生怕他在学校不听话，给老师惹麻烦。我想，这份压力是很多家长体会不到的，可不论我怎么祈祷，该面对的终究还是要面对。

开学不到3天，孩子的班主任老师就找到我，跟我"控诉"孩子的种种劣迹，上课随便离开座位溜达、经常发脾气哭闹、扰乱课堂秩序等，尽管老师们用尽浑身解数，对他却并不起作用。班主任老师说，这样的孩子她之前从没遇到过。我能理解老师们，尤其是班主任老师，因此我的内心非常亏欠。我跟班主任老师解释了孩子的情况，从班主任老师的眼里看到了对我的同情、对孩子的怜悯和无所适从。

之后很长一段时间里，孩子每天都会"上演"新问题，班主任老师与我的沟通也越来越密切，她告诉我，为了稳定孩子的情绪、维护正常的教学秩序，学校安排老师对他进行专门看护，甚至校长也开始关注和了解孩子的情况，并给予帮助。最让我感动的是，班主任老师主动向我了解多动症的知识，听我介绍陪伴和教育多动症孩子的方法。记得有一天放学后，班主任老师给我打电话说，"孩子妈妈，您别太焦虑，孩子既然分到我的班上，说明我和这孩子有缘分，我会好好教导他，医生和家长有什么需要我配合的，我很乐意去做，只要孩子能慢慢好起来"。在我人生的至暗时刻，班主任老师的这些话，就像一缕温暖的阳光，排解了我心中的阴霾。我摸着孩子的小脑袋说，"儿子，你真幸运，遇到了一个像妈妈一样的好老师"。

接下来，班主任老师把孩子的情况和其他老师做了交流，而且还主动向新来的老师介绍孩子的情况，引导同学们帮助孩子，让孩子得到了对于他来说至关重要的包容、理解和温暖。了解到多动症的孩子需要更多鼓励，只要孩子有做得好的地方或者有一点点进步，班主任老师就马上给予孩子表扬，帮孩子树立自信心。

这学期开学后，我们感到孩子在情绪方面有了明显的改观，发脾气、哭闹的次数越来越少。最让我们感动的是，班主任老师让孩子坐到了离讲台最近的第一排，随时帮助孩子调整情绪、规范行为、鼓励他学习。每天去接孩子时，都会看到孩子恋恋不舍地跟在班主任老师身边，一定要说好几遍再见才肯回家。

医生告诉我们，多动症孩子的治疗需要持续数年。然而，在短短半年的时间里，孩子就能有如此进步，我们感到非常吃惊，复诊的时间也从每半个月 1 次，变为每月 1 次了。

陪伴和教育多动症孩子，需要常人想象不到的极大的耐心，我深深地了解，班主任老师和各位老师付出了比其他孩子数倍的努力，耐心地引导和教育着孩子。当今社会，家长们都希望孩子赢在起跑线上，虽然孩子的起步比其他孩子艰难得多，但是，校领导和老师们能用爱来温暖孩子，为他营造了一个充满爱的起点，这份爱必将会成为他在今后漫长的人生道路上的动力，最终会帮助他大步追赶同学们！

再一次衷心地感谢校领导，感谢班主任老师，感谢所有任课老师，也感谢钱教授帮我指明了一条教育多动症孩子的正确方向，同时授予我很多正确的方法！希望我的这封信能帮助和我一样有多动症孩子的父母。

孩子家长

2021 年 3 月 26 日

信件 2

尊敬的老师：

您好！首先祝您女神节快乐！

开学伊始，本想跟您打电话聊聊孩子的情况，考虑到您工作繁忙，又要处理家务、照顾家人，所以决定以信件的形式和您沟通。感谢您在上学期对孩子的包容、帮助和关心，让他有了很大的进步。寒假期间，我们带孩子去北京大学第六医院见了专家，更深入地了解了孩子的情况，专家也为他制定了一套治疗方案，其中包括父母定期去见专家，学习怎样进行行为干预治疗，孩子也要进行长期的感统训练和脑电治疗。我们目前正在遵医嘱实施方案。多动症在国内的研究还处于起步阶段，家长、社会对这种病症比较陌生，与之相关的社会支持系统还没有建立起来，而多动症的发病率极高，医生告诉我们，国内每 30 个孩子中就有一个孩子患有多动症，这真是个可怕的数字。

在孩子确诊多动症之前，我和孩子爸爸对于多动症的认知仅限于是喜欢动来动去、一直停不下来的孩子，通过近半年的了解，我们才相对深入地了解了多动症。在就医过程中我们也了解到，几年前，锤子手机的创始人罗永浩在北京大学第六医院确诊为多动症（成年）。在他的演讲中，罗永浩说，他在飞机上看了《分心不是我的错》这本书时忍不住失声痛哭，他终于明白自己为什么跟妈妈保证了很多次一定要好好学习，但课业总是很差，以至于高中辍学；为什么自己脾气暴躁，与同事、下属之间总是冲突不断。我和孩子爸爸很庆幸，孩子比罗永浩晚出生了几十年，能够在童年得到系统的治疗。

医生告诉我们，多动症是大脑前额叶先天发育不足造成的，是生理疾病。从行为上，孩子的表现大多为好动、上课坐不住，分心、专注力差，意志力薄弱，爱发脾气，推卸责任，不能很好地执行指令，畏难情绪严重，有一定的阅读障碍，有一定的语言表达障碍等；但因为脑部进行行为控制的区域发育不足，无法自我控制。因为以上症状，多动症孩子往往被认为是笨、淘气或者意志、品质有问题。与多动症孩子相处也会让家长和老师时常处在崩溃中，孩子也会感到很委屈和无助。

作为家长，孩子的病给我们带来的打击非常大。每天送他去学校后，我总是提心吊胆，生怕他在学校不遵守纪律，给老师惹麻烦。回家以后，1个小时都未必能把他叫到书桌旁。别的孩子10分钟完成的作业，他可能需要1个小时。他时常喊累，开始我们觉得他是在找借口，经常训斥他；后来医生告诉我们，他没有撒谎，因为多动症孩子要调动自己的专注力，需要耗费几倍于别的孩子的力气。说到这里，真的再次感谢您对他的宽容、接纳、鼓励和帮助，您的包容对孩子来说太重要了！大半年的时间里，我们经历了从焦虑、崩溃、绝望到接受事实、积极治疗，尽管这很难。

医生告诉我们，跟老师进行密切的沟通对孩子的治疗非常关键。医生需要根据他在家里和学校的表现作出综合判断，从而进一步制定治疗计划。因此，在您有时间时，我们期待您能多反馈一些孩子在学校的情况。

经过检查，孩子有严重的感统失调。每天放学后，他要去做3个小时的感统训练，回家就已经晚上七点多了。鉴于他的精力和做作业的速度，我们很担心他不能完成全部作业。我和孩子爸爸想跟您商量，我们让他尽量做作业，能做多少做多少，恳请您批准。

最后，再一次向您表示诚挚的谢意！

祝您生活顺心，工作愉快！

孩子家长

2021年3月8日

可以看出，这两位家长与老师之间有效积极的沟通，为孩子的康复创造了一个良性有爱的环境。因此，要对ADHD儿童进行真正有效的干预，不仅需要家庭的努力，还需要家长、学校、医院相互之间积极地配合沟通。ADHD儿童确实是在成长过程中较早地遇到了自己难以克服的困难，但家长们一定要明白，家长与学校绝不会是对立的双方，他们有着共同的期望与憧憬，希望孩子健康、茁壮成长。如果家长和学校先“统一战线”，家长积极向老师寻求帮助，老师也能够理解、支持家长的担忧，ADHD儿童或许就能够在学习、生活的两个大环境中逐渐找到自己的平衡状态，与家长和老师携手，共同战胜成长路上的重重难关。

二、家庭相关问题

问题一

家长甲：我和丈夫决定要二胎，但孩子反对，并且对老二出生的系列未知情况表现出恐惧和畏难情绪。我俩各种规劝似乎都没用，我们该怎么引导？

治疗师回答

(1)了解“畏难”之外的原因：当孩子对二宝出生表现出排斥、不安，甚至恐惧时，尝试寻找“畏难”之外的原因。畏难只是家长对孩子行为背后原因的一个解读，这个解读常常并非孩子行为的唯一原因。需要启发家长思考，在这些情绪和行为背后，除了畏难，是否还有其他可能。

(2)了解行为背后的渴望，给予孩子爱的回应：看到孩子行为背后的渴望，理性区分自己对孩子是“爱太多”，还是“缺乏爱”。提醒家长们想一想，当孩子反对家长要二胎、把二宝当威胁、对二宝降临的不确定充满恐惧时，孩子这一系列行为背后的渴望是什么？他这么做的好处是什么？他不配合行为的背后是什么？

经过讨论后发现，孩子的不安和恐惧极大可能是对爱的渴望，即孩子认为自己现在获得的爱不够，而并非认为自己得到的爱太多。全家 6 个成人给了慢慢溢出来的爱，这是治疗时来访家庭中常常呈现的一个盲点。无论是爱太多，还是缺乏爱，家长说的并不算，只有孩子本身才能体会真切。此时，家长在感受层面体验到的差异是因为家长仅仅在用自己的方式表达爱、给予爱，但这些爱不一定是孩子想要的。那么，家长要用什么方式来爱孩子？孩子要的爱又是什么样子的呢？我们来举 2 个例子说明。

1)一到秋冬季节，我们就常听到一句玩笑话，“有一种冷叫你妈觉得你需要穿秋裤”。家长担心孩子身体受凉，就强行让孩子加衣服，但孩子由于新陈代谢旺盛，其实并不感觉冷。家长的做法只会让孩子感到没有自由，连穿什么都要听家长的话。

2)很多家长担忧孩子交友不慎、受欺负、学坏，就会在孩子与同伴交往时干涉过多，而孩子往往非常反感父母这样的行为，认为这是家长对自己不信任，希望能自己决定与什么样的人交朋友。当然，家长的出发点都是爱孩子，只不过方式有待商榷。

以上 2 个例子大家可以体会到，当我们知道了这个恐惧背后是孩子的真正需要，就不会仅仅认为孩子是“畏难”、是害怕困难，是不愿面对这个不确定的、没有安全感的问题，也不会用原来的单线思维去看问题。

当然，在孩子已经得到了足够的爱时，面对一个不确定的新鲜事物,孩子也可能会觉得有困难,有可能出现畏难情绪。对于这个问题该怎样帮助引导孩子,如何给孩子做铺垫工作呢?很多家长的错误做法是忽略了第一步,在没有给到孩子足够的安全感和爱的时候,就用自己的方法去解决孩子的畏难情绪,这样做并不能帮到孩子,也得不到孩子的认可,孩子也不会配合。

(3)帮助孩子调整畏难情绪:如果家长已经处理好孩子对于被爱的回应,接下来就可以帮助孩子调整畏难情绪。①引导孩子参与决策,让孩子在感受层面体会到自己参与了家庭的重大决定,且是自发自愿地欢迎弟弟(妹妹)的到来,而不是家长强加给自己的;②在将来的养育过程中,家长也可充分调动孩子加入弟弟(妹妹)的照护、管理过程,这样孩子会从情感上更进一步地接纳弟弟(妹妹),承认他(她)是自己的家人,而非竞争者。

问题二

> 家长甲:对于 ADHD 儿童来说,怎样才是合理的奖励或惩罚方法呢?

治疗师回答

(1)ADHD 儿童的科学奖励方法:斯坦福大学曾做了一个让孩子们参加画画的试验。孩子们被分成 3 组,第一组是承诺奖励,在活动开始前就告知活动的奖励;第 2 组是意外惊喜;第 3 组是完全没有奖励。试验结果发现,第 1 组(承诺并给予奖励)的孩子画画时间明显少于其他两组,因为他们“被要求画画”的外部动机被转化成“为了获得奖励而画画”的内部动机。因此,家长一定要呵护和激发孩子的内部动机。但随着时间增多和重复次数增多,奖励也可能逐渐失去效果。因为真正有效的奖励应是能带来荣誉感和进取心,即帮助孩子提高做事的内部动机。一旦奖励变成贿赂,变成孩子所追求的外部动机,效果也就很难持续。

因此,奖励 ADHD 儿童需要注意以下 3 点:①奖励要注重激发孩子的内在动机;②奖励要及时,对于注意力不够持续的孩子,遥远的承诺对他们没有太大吸引力;③奖励方式应多样化,因为 ADHD 儿童更容易喜新厌旧,他们对单一的奖励会很快失去兴趣,需要家长基于孩子的喜好多多发挥创意。

(2)ADHD 儿童的科学惩罚方法:某种意义上,奖惩的本质是相同的,都是成年人作为管理者,对孩子的行为反馈所行使的管理手段。从管理学上讲,“奖惩分明”才是被管理者更能接受的。这里的重点是“分明”。如果一个管理者的惩罚很随意,面对同一个行为,心情好就宽容、不追究,心情不好就要惩罚,那么被管理者就会觉得非常不公平。而孩子正处在需要家长帮自己建立规则的年龄,惩罚的明确性能降低他们的困扰,他们想知道的是自己能做什么、不能做什么,而不是看家长的脸色,随时猜测是否会有从天而降的惩罚。

因此,对于孩子的惩罚不能太多,被惩罚的一定是原则性问题;同时,惩罚的频率也不能太高,以免打击孩子的自信心。面对多动症儿童,应适当降低标准,提高我们的容错率,只有触及底线的行为才去施行惩罚。惩罚的方法也尤为重要,关键在于不要让孩子觉得自己被放弃、不被接纳,切忌不顾后果地用言语伤害孩子或体罚孩子。

恰当的惩罚方式主要有以下 3 种。

1)自然后果:按照赫伯特·斯宾塞的说法,当孩子犯了错误,造成了一定的不良后果,家长不用去批评、惩罚,而是用孩子自己的行为所引起的必然反应和不可避免的“自然后果”,直接限制他的自由，使之从中得到不愉快的体验甚至痛苦，从而迫使其改正过失。这就是“自然后果的惩罚”。例如，孩子撕破了衣服，家长不用第一时间给他换新衣服，而是就让他穿破的，他下次就不会再撕破衣服了；孩子淘气打碎了房间门窗的玻璃，家长不用第一时间给他安装新玻璃，而是就让他受冻，下次他就不会再打碎玻璃了。这就是使孩子们在自己过失所造成的后果中得到教训、受到教育。

很多后果都是我们人为设置的，不能称为自然后果，例如，“孩子出门非不穿外套，结果冻病了”，这是自然后果；但“不穿外套就不能出门玩”，这不是自然后果。很多家长会人为设置一些不好的后果让孩子承担，这并非不可以，但这不能算自然后果。

2）隔离（time out）：“time out”是通过暂时孤立孩子来改正其不良行为的一种方式。通常做法是，当孩子犯错误时，成人把孩子从产生不良行为的环境中隔离出来，把他撤离到一个相对无关的地方。例如，让犯错误的孩子暂时离开家人或集体，暂停其在集体中游戏和活动的机会。“time out”是一种非暴力方法，其主要作用在于使家长冷静下来，避免因情绪的冲动而直接对孩子实施体罚，同时这对孩子来说也是一种温和的处罚，可使孩子暂时不再得到他人的注意，更无法得到想要的东西。需要注意的是，像“做家务”“睡前少听家长读一本书”“多读一本书”等这类事件是否可作为“time out”的事件值得商榷。对孩子的惩罚背后是价值观的输出。如果我们不希望孩子痛恨做家务，最好不要把这件事作为一种惩罚。如果惩罚是“做得不好，晚上睡前就少听家长读一本书”，读书对孩子来说就是奖励，那么不能读书就是惩罚；如果惩罚是“多读一本书”，那么孩子就不可能喜欢读书。而且在某些家庭中，孩子能和妈妈一起做饭或者做其他事情，对他来说是一件特别开心的事，甚至是奖励。

问题三

> 家长甲：我的孩子平时注意力很不集中。我尝试写纸条提醒他，刚开始有用，但时间长了就无效了。我应该怎么办？
>
> 家长乙：孩子遵守不了“按时完成作业就加 5 分”的规则怎么办？

1. 治疗师回答

（1）明确制定规则的前提条件：①规则是孩子参与制定并自愿同意的；②规则需清晰、具体化，且可灵活调整；③家庭成员们需保持步调一致。

（2）家长对照以下条目进行自我反思，并逐条记录没有符合的条件：①最初制定协议时是否邀请孩子共同参与？②协议是否足够具体，是否向孩子充分说明？③孩子是否已经知道强化的时间开始？④强化物是孩子真正喜欢的吗？⑤儿童的年龄、能力是否能达到协议的行为水平？⑥执行协议时，家长是否始终保持平静的心态和平和的语气？⑦执行协议时，家长是否关注到孩子的点滴进步，并及时给予肯定？⑧由不同家庭成员执行协议时，所有人是否能保持一致？家长们对以上问题进行自我反思后，也许就能明白问题的答案。

2. 实例分析

（1）对于家长甲：关于“写纸条提醒”这件看似简单的事情，家长是否注意到了以下关键细节点？

1）事实还原：①在制定规则时没有跟孩子协商，决定后才通知孩子接下来的安排；②家长在 1 小时内提醒了多次，提醒的语言慢慢变成了指责和不耐烦的语气；③总是提醒孩子做得不好的点,或不习惯对孩子的进步提出及时表扬等,这些可能都是导致行为管理不成功的原因。

2)正确做法:①提前跟孩子协商“提醒几次他能接受”(通常＜2 次,每天观察时间不超过 1 小时);②提醒过程中注意语气尽量平和,就事论事(尽量避免类似“你看你又走神了”等评判性、指责性的语言);③尽量以关注孩子的进步为主(如果发现孩子走神次数减少、注意力持续时间延长的情况,就记录下来,事后给予孩子奖励或表扬)。

(2)对于家长乙:“按时完成作业就加 5 分”“累积 50 分玩游戏 1 小时”等,像这样听起来挺简单、足够具体的规则,为何孩子无法执行?

1)事实还原:①这个规则是孩子爸爸独自制定的,并没有跟孩子商量,这个规则对孩子来说难以达成,所以他干脆放弃了;②经过协商后,改为“累积 10 分玩游戏 1 小时”,可规则还是执行不畅,问题在于,家长和孩子之间由于做作业的加分问题又发生了冲突;③再次协商后,规则由孩子妈妈执行,妈妈看到孩子比以前进步多了,但父母之间的规则又不一致了。

以上行为分析也体现出了行为管理细节的重要性。

2)正确做法:①在制定规则时务必邀请孩子一起商量,直到双方都满意;②规则需清晰、具体化,同时也要随着情景和孩子的状态进行调整;③执行规则时,需要家庭中不同家长的行为一致,一起积极关注孩子的点滴进步,并能坚持按照规则执行,避免父母一方主动破坏规则。

3. 温馨提醒　有助于提高孩子学习专注力的方法包括:①写纸条提醒;②中途暂停 5 分钟让孩子放松一下(但不宜玩手机或打游戏,应是简单的放松活动);③分解作业,一项 1 小时左右的作业分成两部分来完成。

问题四

家长甲:孩子看书时正好赶上饭点,这时叫他去吃饭,喊几遍都不去,家长该怎么办?

家长乙:孩子遇到困难就退缩、不想做,学习、生活上都有这样的问题,应该怎么办?

1. 治疗师回答 孩子遇到日常生活中难以纠正的问题时,先问自己几个问题,并逐一记录下来:①我们自己身上的优良生活习惯是如何形成的?②如果我们是孩子,面对日常生活中种种问题时的感受和想法是怎样的?③我们在制定计划培养孩子日常生活习惯时,是否与孩子协商了?④孩子如何看待父母眼中自己的问题?

2. 正确思路

(1)不可过度干预:现在很多家长对养育孩子感到紧张,竭尽全力地关注孩子,希望给孩子扫清一切障碍。但事实上,这样不仅给自己增加了很大负担,也给孩子带来极大的压力,日后容易让孩子缺乏自信和主见、不敢发表意见、不敢尝试创新等。家长的过度干预会将自身焦虑转移给孩子,孩子不自觉地承受了那些焦虑,此后他们的注意缺陷、多动冲动行为很容易加重。

(2)要抓大放小:分清孩子的哪些问题是急需解决的,哪些是目前可以忽略的。主要问题解决后,其他问题常自然解决。我们不妨采用前文提到的“三个篮子”的方法。

(3)制定计划需与孩子商定:具体见问题三的解答。

(4)坚定和温暖:当问题行为出现时,家长要温和、坚定、简短地示意;当提醒无效时,可在行为上干预,要温和而坚定,简明表达意见和要求，不带其他负面情绪。

(5)要管孩子，但不紧盯：对于ADHD儿童，家长不能放任不管，否则会加重其注意力缺陷的问题。但家长也不能时时、事事都紧盯、代劳，否则孩子会觉得父母不信任、看不起自己，他们的心里也很不舒服，更容易出现对抗情绪。

3. 实例分析

(1)对于家长甲：①可以先确认孩子在看什么书。如果是对学习有帮助的书，而且饭后没有特别要紧的事情去做，可以先等等孩子。因为孩子本身有注意力缺陷问题，而孩子当下所做的恰好是让自己注意力集中的事情，我们不妨抓住这个机会锻炼孩子。②如果饭后有紧要的事情，可以提前提醒孩子“马上到吃饭时间了，还可以看多长时间的书”，给孩子一个准备过程。③如果孩子总是存在这样的问题，可以事先约定好几点吃饭、饭前可以看多久的书，到了吃饭时间时父母如果提醒了就要吃饭，并且要按照执行约定，遵守或违反规则时可以使用奖惩措施。

(2)对于家长乙：孩子遇到困难就退缩，家长起初应设置一些孩子比较容易完成的事情，然后逐渐增加强度和难度，让其内心逐渐有成就感，循序渐进，从而完成更困难的任务。

问题五

> 家长甲：父母教育缺位，或夫妻之间总因教育问题吵架，应该怎么办？

1. 治疗师回答　在面对配偶缺位和无法合作前，先问自己几个问题，并逐一记录下来：①您和配偶是否合作过？②您的配偶具体因为什么而缺位或无法合作？③配偶在跟孩子接触过程中,我们是否给过他(她)正确的引导或鼓励?

2. 正确思路

(1)特殊养育:ADHD 儿童在成长过程中尤为需要养育技巧,作为家长,一旦掌握了这些技巧,再加上专业人员的指导(必要时用药),ADHD 对孩子的影响就不那么大了。但这也意味着,养育 ADHD 儿童需要学习的和投入的精力比养育一般孩子更多。因此,孩子罹患 ADHD,父母更需要共同参与、互相分担、彼此扶持。在训练课中我们常常发现,那些父母同时来参加训练的孩子往往比仅有一位家长来参加训练的孩子康复效果好。

(2)邀请缺位父母:父母缺位对 ADHD 儿童的养育很不利,需要想办法让缺位的父母参与到养育中来。邀请缺位的父母之前,需要放下对他(她)的批评、埋怨和不信任,在日常生活中,也应主动创造机会让缺位父母参与进来,并耐心地引导其与孩子互动,多鼓励、多信任,带动缺位父母接受合理养育 ADHD 儿童的培训和课程。

(3)父母间的合作:①合理分工。日常养育中,父母需要合理分工,也可以有各自的风格。例如,爸爸负责学习,妈妈负责生活;爸爸严厉,妈妈宽松,这样可使养育高效且轻松。例如,当负责辅导作业的爸爸在孩子写作业拖延时发脾气,导致孩子沮丧时,妈妈可以伺机加入扮演红脸,给孩子鼓励和“下台阶”的机会,与孩子共情。“爸爸刚才发脾气了,你一定很委屈吧?不过,如果在规定时间内完成作业,你也可以早点休息和玩耍。你稍微休息一下,等心情平静了,再好好做作业可以吗?”等父子的冲突过去后,继续由爸爸管教孩子学习。这种不同风格的配合,应该以安慰为主。②避免互相拆台或竞争。一旦配偶在矫正过程中与孩子发生冲突,应安慰但不应否定配偶。然而,很多人常不自觉地认为配偶不对,从而与配偶对立。实际上,这样无法使父母在孩子面前保持一致。这种情形下,建议遵守“尊重并支持主要矫正者”的原则(实在做不到支持,也至少不能当场反对)。等矫正结束后,再私下跟配偶沟通自己对这个矫正过程的看法,并协商出夫妻双方都认可的下一次的矫正计划。如果夫妻双方无法达成一致,可以按照一方的矫正计划各尝试1周,然后根据效果,再协商双方能接受的矫正计划。

问题六

家长甲:关于孩子的寒暑假计划,我们一方面想带孩子放松一下,一方面又觉得需要利用这个时间给孩子查漏补缺的学习,应该如何安排和选择呢?

1. 治疗师回答 在制定寒暑假计划之前先问自己几个问题,并逐一记录下来:①为什么要有寒暑假,以及寒暑假的功能是什么?②结合家长实际的工作情况,能陪伴孩子的时间有多少?③如何才能协调好放松和学习之间的关系?

2. 正确思路

(1)放松:寒暑假应以放松为主,查缺补漏为辅。孩子需要放松,家长同样也需要。很多家长为了帮助孩子学习忙碌了半年,此时就可以自我放松一下,选择出门旅游,或者是过一下久违的“二人世界”。只有家长做好了劳逸结合的示范,才能言传身教地教孩子如何劳逸结合,如何在未来充满压力和挑战的生活中掌握自我调整、自我照顾的方法。

(2)提前收心:分配好学习和放松的时间后,制定学习计划就需要家长摸索自家孩子的特点,并针对这些特点因材施教了。通常ADHD儿童需要更多的时间来“收心”。家长应理解和执行“在开学前1～2周时，提前开始让孩子逐渐恢复开学后的作息和学习习惯”。

(3)家长亲自辅导更好：我们不建议让ADHD儿童参加课外辅导班，家长们倒不如抽出时间陪伴孩子，与他们交流、辅导作业，在了解孩子学习情况的同时，增进亲子关系。

问题七

> 家长甲：孩子在家庭或学校遇到冲突时情绪化，表现出生气、攻击的行为，无法管理自己的情绪，家长怎么办？

1. 治疗师回答 在孩子遇到冲突无法控制自己的情绪时，家长应先问自己几个问题，并逐一记录下来：①当我们对孩子忍不住发脾气时，我们表现是怎样的？②当孩子情绪失控时，我们是如何应对的？③孩子情绪平静下来之后，我们都做了什么？④孩子从什么时候开始出现情绪失控？现在在加重还是减轻？

2. 正确思路

(1)了解情绪特性：情绪非常复杂，其发生、发展、结束过程中会受到各种因素的影响。情绪具有过程性、传染性、宣泄性的特征。

具体可参看附件科普文章《别怕！我们一起——写给焦虑抑郁障碍的家人》(http://www.haodf.com/zhuanjiaguandian/qianying123_4891326921.htm)。

(2)换位思考：站在孩子的角度理解孩子。设想如果自己是孩子，这样做的原因有哪些，有没有我们作为家长时没有意识到的地方。

(3)冷处理：当孩子发脾气、出现问题行为时，如果评估后发现不会造成恶性后果，家长可以先主动忽视孩子的怒火。

(4)热沟通：当父母观察评估后发现孩子的负性情绪已经消失时，需要及时主动与孩子沟通，询问当时生气的背景原因。需要注意的是，此时的态度应该是热情、包容的，不能上来就兴师问罪、批评教育。更好的方式是询问孩子当时究竟怎么了，如“虽然现在还不太理解，但妈妈相信你刚才生气一定是有理由的。能告诉我吗？”只有了解孩子的所思所想以后，进一步跟孩子协商解决方法的难度才能降低。

(5)慢监督：慢慢地、持久地监督孩子，与孩子合作，下次发生类似情形时就需要用新商量好的办法来处理。

(6)反复练习：反复练习和完善，才能由量变到质变。问题行为的消除和良好行为的培养需要时间，功夫在平时。

问题八

家长甲：孩子写作业拖延怎么办？

1. 治疗师回答　在面对孩子写作业拖延的问题之前，先问自己几个问题，并逐一记录下来：①我们自己平时做事有拖延的情况吗？②我们为什么要拖延？③拖延的时候我们有什么感受？④孩子写作业拖延为什么会让我们如此烦恼？⑤孩子拖延的可能原因是什么？⑥有没有他不拖延的事情？如果有的话，会是什么？为什么那时他不拖延？⑦有没有他写作业不拖延的时候，为什么？

2. 正确思路

(1)理解：孩子写作业拖延的常见原因有，①养成了不良的行为习惯。②孩子生病，如 ADHD，需带孩子到医院进行专业检查。如果是ADHD所致,那么孩子写作业是否拖延就不是其主观意志能控制的,此时孩子需要我们的帮助,而非责备。③习惯性责备孩子会给孩子压力,家长这样做往往会让孩子的拖延更加严重。

(2)观察:家长需对孩子的问题行为进行较为全面的观察,了解孩子问题行为产生的原因、背景、行为性质、频率、加重或减轻的因素等。

(3)制定有效规则:详见问题三的解答。

(4)参加有效的专业训练:确诊ADHD后,家长需要根据医师的建议和自己家庭的时间、经济、精力等方面的实际情况来选择恰当的干预方案。如果您被建议参加系统式执行技能训练,那么针对拖延问题,治疗师会邀请您和孩子共同参与到拖延问题的行为矫正过程中。至于如何矫正,则需根据行为分析所得的有关行为特征结果来制定方案。

问题九

> 家长甲:我看到孩子全是问题,无论怎样也看不到他的优点,应该怎么办?

1. **治疗师回答**　家长在面对"全是问题的孩子"时,先问自己几个问题,并逐一记录下来:①孩子真的没有优点吗?②我们是什么时候开始觉得孩子"全是问题"?③尝试找出孩子的5个优点。

家长当下的行为是典型的"问题取向"。若想要改变,需要学习"资源取向"视角。具体理论可参阅前文介绍的理论。从"问题取向"转变到"资源取向"的思路如下。

2. 正确思路

(1)正视自身焦虑：当家长看到自己的孩子全是缺点和问题，看不到任何优点时，往往并非孩子真的没有优点，而是家长在多重压力下过度焦虑，从而以消极取向看待问题所致。

ADHD 儿童的家长常常不得不面对来自学校、社会和家庭的多重压力，导致家长自身焦虑不安、无助、自责，不知如何应对。多数人都无法长期承受这种情绪状态。因此，家长们往往求治心切，特别希望孩子的问题行为早日彻底消失，而这种心理自然导致家长对孩子的注意力分散、多动冲动、拖延等问题行为的过度关注。

人的注意范围是有限的，如果对消极方面过度关注，久而久之，就会越来越不擅长关注积极面。因此，家长们如果想从“看孩子满身都是问题”的状态中走出来，就需要学习如何自我调节情绪，降低自身的焦虑水平，减少自身的不良情绪，具体方法详见问题七的解答。

(2)了解问题行为：可通过强化(增加良好行为)或消退(减少不良行为)的方法来减少问题行为。常见方法包括正性强化、示范、消退法、暂时隔离和代币法；其中，正性强化、示范、代币属于增加良好行为，消退法、暂时隔离属于减少不良行为。

1)正性强化和示范：正性强化是指及时发现孩子的良好行为，并给予及时、恰当的奖励。奖励分为精神奖励(表扬、赞赏)、物质奖励(玩具、书、食物等)和活动奖励(看电视或打游戏 10 分钟)。家长可以尝试放下“侦察员式”的眼光与态度，多发现孩子的良好行为，及时鼓励和夸奖，或给予适当的物质奖励，这样孩子的良好行为就不断被强化增加，问题行为自然就会逐渐减少了。

2)消退法：通过消除不良行为的强化物，使不良行为消退。孩子如果每次都通过某些问题行为来达成自己的目的(如反复哭闹就能玩游戏),就会逐渐习得这种方式,也会一直保持这种行为。家长需要通过“忽视”的方法,让孩子得不到他想要的,久而久之,哭闹行为自然就消退了。

3)暂时隔离:当孩子出现某种不良行为时,可以让孩子待在单独一个地方,待其平静后再进行沟通。我们的儿童训练课堂有一个纪律是“离开座位 1 次提醒 1 次,离开 2 次座位扣卡片 1 张,离开 3 次座位就离开教室 5 分钟”,这就是暂时隔离法。

4)代币制:即当孩子表现出良好行为时,可予以卡片、积分,当出现不良行为时则扣除,根据卡片或积分数给予相应奖赏,以此强化良好行为,消退不良行为。

问题十

家长甲:孩子对别人说的话很敏感,总认为别人在说他。就算别人有时只是说了一个事实,他也会表现得很生气,家长该怎么办?

治疗师回答 出现这种情况的常见原因有以下 3 种。

(1)孩子在成长过程中逐渐习得了思维定式:常见于缺乏自信和自我认可、经常被否定、人际关系困难、内向的孩子。例如,部分 ADHD 儿童由于注意缺陷导致学业不佳,得不到老师的关注;平时多动冲动,经常招惹同学,也无法与同学建立良好关系;性格内向敏感,父母平时的教养方式简单粗暴,以批评否定为主,就非常容易形成这种敏感多疑、偏执的认知和思维模式。

(2)孩子罹患抑郁症,伴随敏感多疑的思维障碍:这类孩子由于罹患抑郁症,凡事容易往坏处想。如果他平时性格内向,还经常被否定，经常被同学欺负，就更容易出现多疑敏感的认知模式。

(3)孩子罹患重性精神病性障碍，表现出敏感多疑的症状：如果孩子除了对别人的言语敏感，同时还对其他很多事情敏感（如认为手机被监控、有人跟踪），甚至出现幻觉（如凭空在家中听见同学说自己坏话），则需高度警惕是否罹患较严重的精神障碍。

如果是后2种情况，家长需要尽快带孩子到专科医院找精神科医师诊断。此外，无论是哪种情况，都表明孩子至少在人际互动上有缺陷，需要专业人士的帮助。

三、疾病相关问题

问题一

> 家长甲：ADHD儿童的多动症状与正常活泼儿童有哪些区别？

治疗师回答 正常儿童也可能表现为活泼好动，但其好动多表现在某些特定情景下，如课后游戏、户外活动等，在需要安静或有纪律约束的场合多能保持不动，也能在学习、伙伴交往和家庭中表现良好。

ADHD儿童比一般活泼儿童的表现更严重，他们注意保持的时间过短、活动水平太高、冲动控制能力太差，在教室、操场、家庭多个场合表现得与年龄不相称。他们难以完成作业，与伙伴相处不好，由于没有家长监督就不能遵守指令完成任务，常常导致家庭冲突。这些问题损害了儿童的适应能力，即使年龄增长也很难完全恢复，故不能被视为正常。如果您的孩子是这样，那么不重视这些问题，或者容忍孩子慢慢成熟都可能对孩子的心理和社会健康造成危害。

问题二

家长甲：孩子为什么会罹患ADHD？

治疗师回答 ADHD的病因至今尚未完全清楚。现有研究表明，ADHD是一种复杂的多基因遗传病，还受到多种自然因素和社会环境因素影响。即ADHD是遗传和环境因素的共同作用所导致，而非单纯的儿童道德品质问题，也非单纯教养不良所致。

自从人类基因组计划开展以来，很多医学科学家都提出了对未来医疗的设想，破译基因密码也是其中之一，可根据基因图谱对遗传性疾病进行准确的诊断和治疗。近年来，对ADHD的遗传学研究已经发现了许多与其发病相关的基因。这些基因控制着脑内重要化学物质的表达。正是这些化学物质的变化，导致大脑"司令部"的功能降低，对行为的管理能力下降，进而出现多动、注意力不集中的症状。

问题三

家长甲：孩子对于搭建乐高积木等感兴趣的事情可以很投入，但学习等其他方面的注意力就不集中，这算是ADHD吗？

治疗师回答

(1)什么是ADHD：ADHD的全称是注意缺陷与多动障

碍，其特点是对于那些有一定难度和复杂性、需要耗费较大精力、相对枯燥、短期内看不到成效的事情（如看书、学习、完成复杂计划等）保持注意力存在困难；但对于那些相对简单、消耗精力小、短期内就能有成效的事情（看电视、玩游戏等）则没有注意力问题。

（2）专业人员诊断：Brown 教授发现，有些 ADHD 儿童虽然学习和日常任务完成方面注意力缺陷明显，但在做某些特定的事情时会表现出超常的注意力（如制作复杂模型时可坚持数小时）。因此，孩子对搭建乐高积木的投入不代表没有 ADHD 问题，只要在学习和日常生活中需要持续注意的情景里无法保持一定时间专注力的儿童都有 ADHD 风险，需要专业人员检查诊断。

（3）借助兴趣加以强化：孩子搭建乐高积木能长时间集中注意力的现象也提示我们，如果对孩子因材施教，给予恰当的教育和培养，他们在某些特殊方面也能做到优秀。广为人知的示例就有泳坛健将“飞鱼”菲尔普斯、创立锤子手机创始人罗永浩等，他们其实都曾经受到 ADHD 的困扰。

（4）提高学习注意力：①理论运用于生活实际。建议跟孩子一起培养学习的乐趣，陪他去思考，让孩子感受到思考的乐趣。当孩子在学习的世界里有更多思考时，有助于延长其注意力时间。②兴趣是最好的工具。在提高注意力上，要先从孩子感兴趣、较为容易的事情入手，如搭乐高积木、运动、游戏、家务、手工、看漫画书等，并逐渐把这种能力迁移到学习上来。③循序渐进。家长不要心急，要接受注意力提高的过程性。④及时强化。善于发现孩子的进步，及时表扬奖励。

问题四

家长甲：如何邀请孩子一起参加执行技能训练？

1. **治疗师回答** 在面对孩子前，先问自己几个问题，并逐一记录下来：①您为什么愿意花钱听这个训练课？②您认为通过这个训练课的学习，自己可以收获什么？③这些收获为什么会吸引您的注意力？④您认为您的孩子能通过这个训练课收获什么？

2. **正确思路**

（1）“去疾病化”：家长本身也不愿意被贴上疾病的标签，因此，“去疾病化”“去标签化”“去问题化”非常重要。在学校和家庭生活中，孩子因注意力等问题已经受到了很多不公正的待遇，例如，曾有孩子抱怨在学校被小伙伴歧视“你有多动症，有病还吃药”。因此，家长可以主动学习课程，以身作则，为孩子“去疾病化”。

（2）淡化问题，强调收获：不妨更多地去强调训练课能给我们带来什么，而不去刻意解释训练课是为了治疗什么。这样有助于减少疾病标签给孩子带来的心理压力。以此类推，在训练间期的日常生活中，家长也要强化优点、淡化问题，这样会进一步去除病耻感带给孩子的压力。

（3）学以致用：如果期待课程疗效最大化，家长和孩子就需要把功夫花在日常训练中。训练课上老师所教授的儿童执行技能，需要家长学习并运用到日常生活中，也需要家长辅助和监督孩子在日常生活中的运用和练习，并辅以恰当的奖励措施来鼓励孩子使用这些技能。如此，技能才能真正为孩子所掌握，课程才能真正帮助孩子应对注意力和冲动、控制问题给他们带来的困扰。

问题五

家长甲：孩子的注意力问题，真的通过做做练习就能改善吗？是否需要药物治疗？如果服药，需要服药多久？药物是一些兴奋性的物质，会上瘾吗？

治疗师回答

关于药物治疗：我们的团体治疗是非药物治疗，在这里，笔者只能分享作为治疗师时有关药物治疗的知识经验，最终是否使用药物治疗还应询问专科医师。

欧洲指南中对于轻度的 ADHD 首选行为疗法，没有一线的药物治疗手段；对于重度 ADHD 儿童，需要先让专科医师进行诊断，遵从医嘱服药。然而，药物治疗也存在系列问题，包括家长们所关心的是否会成瘾、是否影响生长发育，以及服药周期等。

(1)关于成瘾：ADHD 的主要治疗药物包括哌甲酯类和托莫西汀类。哌甲酯类药物在动物实验注射给药时有成瘾风险，而在临床中，目前没有证据显示哌甲酯的医疗性使用会产生依赖。相反，多项研究报告，使用中枢兴奋药治疗的青少年 ADHD 患者发生其他物质成瘾的危险明显低于不治疗者。

(2)关于影响生长发育等不良反应：临床随访观察发现，ADHD 儿童使用药物治疗影响生长发育的情况很少见，少数病例与服药后食欲下降未能及时进行饮食调整有关。如果能保证每日营养的摄入，通常不会影响儿童的生长发育。药物对生长激素也没有影响。

(3)关于使用疗程：ADHD 的药物治疗均为对症治疗，这意味着一旦停药，症状就有波动风险。但这并不代表一旦用药就停不下来了。具体情况还需要听从专科医师的指导。例如，随着年龄增长，有些患儿的症状自行缓解，这时经过医师评估后就可停药。因此，ADHD 药物治疗的疗程是个体化且因人而异的，需要临床医师根据具体情况来判断。

(4)关于非药物治疗的适应证：①患儿病情较轻，社会功能受损不明显，可先尝试非药物治疗；②药物治疗无效，或难以忍受药物治疗的不良反应，可尝试非药物治疗；③虽然药物治疗有效，但不能解决全部临床问题，如有些患儿虽然症状改善了，但家庭关系、同伴关系仍旧不良，拖延情况仍旧明显，或学习成绩提高不明显等，也可尝试药物联合非药物治疗进一步提高疗效。

问题六

家长甲：患有 ADHD 的孩子长大之后情况会好转吗？

治疗师回答　如果不经治疗，70％学龄期 ADHD 儿童的症状将持续到青春期。尽管大多数孩子的多动水平会降低，但可能出现学习困难、与家长和老师对抗、违纪、攻击、逃学或被停课的问题，约有 35％的人可能酗酒，甚至吸毒。

30％ADHD 儿童的症状将一直延续到成年。他们常有不良的工作记录和低迷的工作状态，在工作上显得力不从心，无法独立工作，不能守时并按时完成任务，不能持续、高效地工作，无法与同事友好相处。因此，他们频繁更换工作，其社会经济地位常低于其他人，出现反社会行为、药物成瘾、违法犯罪的危险性也是一般人群的 5～10 倍。可见，ADHD 对患者日常生活和社会功能所产生的不良后果远远超出了疾病本身。

（刘梅珠　陈音含）

第三篇　学 校 篇

第九章　注意缺陷多动障碍的学校管理

第一节　问题识别

李老师最近有些头疼。在她所带的三年级的一个班里，9岁的男孩轩轩总是表现得不尽如人意。尽管李老师已经在轩轩身上花费了很多精力，但还是不能帮助他取得更好的成绩和表现。每次老师们在办公室谈论起自己班级里的学生时，李老师都会提到轩轩的情况，例如，轩轩上课不专心听讲，注意力总是不能集中，旁边有点声音就能把他“带跑”了；轩轩很聪明，好多知识老师一讲就明白，可他总是抢话，不能等待老师提问后再举手回答；上自习课时，别的同学都在认真写作业，他总是跟前后左右的同学说话，打扰别人；老师提醒他很多次他也记不住，让老师觉得他是不是在故意捣蛋惹老师生气；不能遵守课堂纪律，上课时会离开座位来回走动，即便是坐着也不能安静坐好，而是在椅子上扭来扭去，有时会把椅子腿翘起来，或者用手搬起桌子，或用铅笔或尺子在桌椅上划，发出刺耳的声音；听课时也会不停地将笔甩在地上，然后反复去捡；经常不能很好地遵守学校的各项规则，会在楼道里蹦跳打闹、大声喧哗，也不注意安全地爬上爬下；经常和同学因为一点小事而发生冲突，以至于同学们都不喜欢跟他玩。其他科目的老师也会跟李老师告状，“你们班轩轩今天上课又怎么怎么了”……这些都让李老师很是头疼。

轩轩的表现很可能提示他是一个 ADHD 儿童。那么作为老师，应该怎么判断班级里的学生是否患有 ADHD 呢？老师们可以从儿童在学校的以下三方面表现来看。

第一，学习成绩不佳。ADHD 儿童的智商大多与正常儿童一样，甚至有些 ADHD 儿童智商还更高，但其在学业表现上与智商不相匹配。正如李老师所说，轩轩明明很聪明，但学习成绩很糟糕。他总是答不完题目，写着写着就走神了，抠抠笔、玩玩橡皮；抑或是某个题目读着读着思绪就“跑”了，接着便托着下巴发呆，或者趴在桌子上，等交卷时才发现没有写完；读题的时候粗心大意，把减法看成了加法，把“选出错误的一项”看成了“选出正确的一项”等，把本来会做的题目做错了；还经常丢三落四、马马虎虎，很多题目因为没有看到而忘记做。这些都是因为 ADHD 儿童的注意力缺陷的特点，主要表现为注意力易分散，不能自始至终地集中注意力完成一件事，容易受外界刺激而分心。当需要其长时间保持注意时，就会有懒散、拖延、马虎的表现，以致不能很好地完成任务。

第二，存在诸多行为问题。老师可能会发现，某个学生在上课时总爱跟前后左右的人说话，总是动来动去，不能安静地坐在椅子上，甚至会离开座位来回走动；小动作也特别多，抠抠这、动动那，学习用品总往地上掉；甚至坐得好好的也会连人带椅子一起倒地；或者不听管教，很难在教室、楼道或操场上遵守规则及秩序。上课需要举手回答问题时,他总是不假思索就抢着回答,或者无缘无故地大声说话;很难安静地玩耍,在楼道里追跑打闹,闹起来就很难停下来;在排队时不能按照顺序等待,耐不住性子等;不分场合、不分时间地多动,动作与环境极不协调;行为无计划,思考落后于行动,没有很好的自我监控能力。这些都是 ADHD 儿童多动冲动的表现。

第三,人际关系不良。ADHD 儿童有注意力不集中和多动冲动的特点,因此,他们在与正常儿童交往过程中可能会发生冲突,从而被同学拒绝、被排斥等。上课时因经常跟周围人说话或不停乱动而影响周围同学听课,被打扰的同学便向老师告状,从而影响了同学关系。因为注意力不集中,在游戏、团体活动中不能始终如一地坚持完成而影响团队成绩,得不到同组同学的喜欢。在排队的时候插队,或频繁地跟同学有肢体冲突等,导致被同学排斥。有的 ADHD 儿童不愿上学,便是因为其不能很好地完成任务、不能遵守学校纪律、被同学排斥等影响了他们与老师的关系;加之其无法很好地处理与同学和老师的关系,也会导致他们产生厌学情绪,如此恶性循环。

以上三点可以帮助老师初步判断班里的学生是否有 ADHD 的表现。当老师具备一些相关知识后,便可以跟家长及时沟通,及早发现学生的困难,及时寻求帮助。老师若能更好地认识 ADHD,知道有些学生的不良表现是由疾病引起,而非故意捣蛋、唱反调,也可以减轻老师的焦虑感。当了解了 ADHD 的相关知识后,老师才能进一步学习如何建立及完善 ADHD 儿童的学校管理策略,最大程度地帮助 ADHD 儿童克服困难,适应学校生活。

（王　冲）

第二节 家校配合

一、行为干预的基本原则

(一)行为干预的基本原则

1. 提供视觉、实物提示 用环境中的视觉线索提供帮助，如贴任务清单、班级规则清单、自我勉励的标语。

2. 提供时间管理、计划的辅助 将时间外显化，或协助ADHD儿童使用任务进行过程中的时间管理来帮助他们完成最终任务目标，如提供计时装置、分段任务、定时提醒。

3. 提供外部动力 使用人为手段提供外部动力，以避免恶性循环的出现，如增加活动的趣味性、使用代币奖励、及时反馈。

(二)认知行为干预模式

认知行为疗法(cognitive-behavioral therapy，CBT)是一组通过改变思维或信念和行为的方法来改变不良认知，达到消除不良情绪和行为的短程心理治疗方法。该干预策略关注“此时此地”发生的思想和行为，目标和方法明确。CBT以认知行为结构的分析为基础，综合运用行为原理、行为主义学习理论、认知心理学的知识结构学习原理等技术，既重视对儿童所处物理环境和社会环境的调整，也注重对ADHD儿童认知的干预。

(三)认知行为干预的具体策略

1. 认知家庭作业 埃利斯基于情绪ABC理论设计了一种合理情绪的自助量表，利用此自助表格与自己的不合理信念进行对抗。

情绪ABC理论认为情绪的产生涉及3个要素，①前因事件(A)；②引发情绪和行为后果(C)；③引起C的直接原因——

个体对前因事件的认知和评价而产生的信念(B)。填表者需要先填写 A 和 C,再找到 B。表格为填表者提供了十几种常见的不合理信念,可以直接从中选取符合自己情况的 B,也可以自己列出。填写完毕后,填表者需要对自己的不合理信念进行质疑与辩论(D),并写下在质疑与辩论之后产生了怎样的情绪和行为效果(E)。

2. **合理的情绪想象技术** 让干预对象通过自我想象的方式,体验问题情境中应该展现的合理情绪,从而改变自己不合理的情绪反应。通常按照放松、想象情境、产生焦虑或恐惧、描述感受、消极情绪转换成中性或积极情绪、强化和家庭作业的顺序进行。

3. **应对技能学习程序** 通过学习如何矫正与问题情境相联系的思维定式来获得有效的应对策略,具体步骤如下。

(1)通过角色扮演和想象使儿童模拟问题情境。

(2)要求儿童评价他们的真实感受和焦虑水平。

(3)帮助儿童识别他们在压力情境下产生的认知定式。

(4)帮助儿童通过重新评价自我陈述来检查这些定式的正确性。

(5)让儿童注意重新评价后的感受和焦虑水平。

4. **自我指导训练** 教导儿童通过口语控制的方式来控制自己的行为,从而帮助儿童从由外人引导逐渐转向自我引导,具体分为以下 5 个基本步骤。

(1)认知示范:成人执行任务时,大声对自己说话。

(2)外显的引导:儿童在指导者的口语提示下,完成行为。

(3)外显的自我引导:儿童在执行任务时,使用大声的口语指导自己的行为。

(4)轻声外显的自我引导:轻声反复练习外显语言指导。

(5)内隐的自我指导:儿童以内隐的个人语言引导自己的

行为表现。

5. **自我监控策略** 指个体为了实现某一目标，将正在进行的实践活动过程作为对象，对其不断进行积极、自觉的计划、检查、监察、评价、反馈和调节的过程。

6. **行为表现反馈与行为契约** 运用观察表记录、追踪并反馈儿童每天的行为表现；与ADHD儿童签订行为契约，以帮助ADHD儿童纠正其不良行为。这是训练中非常重要的部分。

二、针对ADHD儿童的教学策略

ADHD儿童常伴有学习障碍，部分学生可能会在阅读和其他科目上存在学习困难。研究发现，约有21%的ADHD儿童在阅读方面有困难，26%在拼音方面有困难，28%以上在数学学习方面有困难。其中，注意缺陷型的学生比多动冲动型的学生更易患阅读障碍；注意缺陷型的学生在数学计算上的困难较大，而多动冲动型的学生似乎在应用题上存在的问题更大。针对ADHD儿童的学业困难，老师可以调整课程为ADHD学生提供学业支持，具体包括在课程目标、课程内容、课程组织、课程过程四方面的调整。

(一)课程目标的调整

1. **调整表现学习结果的行为或动作** 对于ADHD学生而言，可能在“写出”的目标行为上有困难，则可以改为“指出”或“说出”的目标行为。

2. **调整目标行为出现的条件** 具体体现在目标行为发生的时间、地点、环境状况，以及提供何种支持和教学提示等方面的调整。例如，ADHD学生可能在自觉遵守班级规则和独立完成学业任务方面有困难，可以在课程目标设定中，将“在没有老师提示下”改为“在老师的语言提示下”。

(二)课程内容的调整

可根据 ADHD 学生的水平适当改变要求其掌握的水平,如减少识字量、以常用字词为主,或使用计算器完成乘除运算等。

(三)课程组织的调整

优先考虑从部分到整体的课程组织形式,将课程拆分为与学生注意力水平相匹配的较小模块。

1. **主题排序**　按课程主题,将所有与此主题相关学科或领域的内容安排在同一时段教学。

2. **即时排序**　按时令来安排课程主题。

3. **整体至部分排序**　先教授一个主题的整体概念,再教授细化概念。

4. **工作分析排序**　先教授细致步骤,再教授整体。

(四)课程过程的调整

1. **教学方法**　合作教学、同伴教学等。

2. **教具教材**　利用辅助技术提供更多的教学媒介,如小黑板、图片、颜色标记、电子白板、模型或实物模型等,引发其学习兴趣,提升其注意力水平,帮助他们有效学习相关的学习内容。

3. **教学评价**　依据学生的学业水平、注意特征等方面在考试形式上做出适当调整,酌情缩短考试时间,并减少试卷内容,让学生可以更好地展现自己的学习成果。

4. **教学生态**　在教学地点、教学时间上做出适当调整。例如,允许 ADHD 学生每隔一定时间可以站起来在教室后面走一会儿或站一会儿等。

三、针对 ADHD 儿童不良行为的管理方法

ADHD 儿童有明显的攻击、破坏、跋扈、干扰和吵闹行为,

说谎、打架、偷窃及攻击性行为更是在班级中造成许多困扰。ADHD儿童在学龄阶段小学一至四年级时容易出现无法持续听课、容易离座或干扰他人上课、易因冲动而搞砸事情、课业表现不稳定；小学高年级时，活动量的问题逐渐减少，但冲动控制仍不佳、缺乏组织技巧、无法贯彻始终完成学习。

传统采用的结果性惩罚策略处理问题行为，不但会给儿童造成不良行为的示范，还可能出现问题行为被暂时抑制，当再次出现时更加频繁或严重的负面效果。因此，需要采用积极的行为支持培养儿童的适应性行为。积极行为支持主要包括前事控制策略、行为训练策略、后果处理策略和生态环境调整策略。

(一)前事控制

前事控制是指改变先前因素及可能诱发行为问题发生的情境因素，以预防行为问题发生的行为策略。前事控制策略是要事先了解引发行为问题的前事(antecedents)，包括立即前事与背景因素。

(二)行为训练策略

行为训练策略的实施恰好可以教导儿童表现正确的行为及适当的反应，因此，搭配前事控制策略可达到事半功倍的效果。在教导替代技巧时应考虑以下原则。

1. 确定替代行为能符合行为问题背后的功能，如果替代技巧无法具备相同的目的，则不会有任何效果。

2. 选择简易的技巧指导才能使儿童愿意学习。

3. 替代行为出现时，制造立即成功的经验予以增强，更能帮助其持续使用。

4. 选择适当时机，不在行为问题正发生或发生后教导。因为人沮丧时特别不易学习，也将影响其学习成效。

行为教导策略包括行为模式的教导策略和认知行为模式

的教导策略。行为模式的教导策略包括示范、行为塑造、链锁、提示、演练、反馈、行为后效契约、提示一消退、时间延宕、系统脱敏等常见方法。认知行为模式的教导策略包括社交故事、自我管理两种具体教学策略。

(三)后果处理策略

1. **强化**　强化是指在某些刺激下，儿童表现受欢迎的行为时获得奖赏，日后若有相似刺激出现时容易再度表现其行为。正强化旨在增强正向行为，而削弱不当行为；负强化则为减少或终止不受欢迎的行为。

2. **削弱**　针对无伤害性的、只为博取注意力的不当行为，采取忽视、不理会的处理方式。

3. **暂时停止**　行为问题发生后，立刻停止儿童参与活动机会，或是隔离至学校安全地方，目的是剥夺所有人对儿童的注意。

4. **反应代价**　反应代价是指目标行为发生后，剥夺一定数量的增强物，以减少未来发生的可能性。

5. **重新指令**　重新指令意味着指示儿童停止不适当行为，并做出其他适当行为。

6. **身体制伏**　当儿童自伤或伤人时，必须使用此方式遏止行为问题。

7. **回归原状**　当行为问题对环境产生轻微扰乱时，要求儿童恢复原状。

8. **过度矫正**　当儿童问题破坏了环境情况，不仅要恢复原状，还须加倍改进被破坏的环境。

(四)生态环境调整策略

1. **改变周遭人的态度以支持个体**　新的行为问题处理观念不再只强调改变儿童本身的行为，也要改变环境中的重要他人对儿童的态度、期待与行为。

2. 为个体营造温暖与支持的环境 许多研究显示,老师营造温暖与支持的环境会增进他们与学生间的关系,提升学生心理和情绪的安全感,进而减少行为问题,促进有效学习。

3. 改变个体的生活形态 提升儿童的社会角色,借由日常生活中的各种机会,让儿童能参与其中,为班级服务,成为班级中不可或缺的角色。不要因为其障碍而给予特权,或因为其行为问题而剥夺其服务的机会。

4. 准备新环境以支持个体 随着年龄的增长,个体会面对环境的改变,其中可能包括学习环境的转换、工作环境的转换、家庭环境的转换。如果该学生调班、转学或者家庭扶养人发生变化,都需要及时沟通并传递教养和相处的方式。

5. 针对 ADHD 儿童"不听话"行为的积极行为支持示例

(1)前事控制:①上课前运动消耗体力;②干预儿童当班干部的权利。

(2)生态环境调整策略:①正向提示,如眼神、手势;②调整上课方式,如提问、鼓励;③忽视不顺从行为。

(3)后果处理策略:①荣誉制度,如奖惩、奖励;②个别辅导,如正强化;③家长干预,如正强化;④个别辅导。

(4)行为训练策略:①使用沟通卡;②麦克风小天使。

四、对 ADHD 儿童社会交往给予关注和支持

ADHD 儿童易出现社交困难,即与同伴、老师和父母的关系不良。ADHD 儿童的社交困难如不进行及时干预,容易出现社会退缩、焦虑、抑郁、品行障碍和反社会人格障碍。社交技能的教授主要包括评估社交技能、选择与界定社交技能、教导社交技能及评估社交技能教学成效四个步骤。

(一)评估 ADHD 儿童的社交技能

评估社交技能主要是评估儿童社交技能的表现,以作为选

择和教导社交技能的依据。观察角度可以从 ADHD 儿童如何发动交往、维持交往，多数是合作游戏还是独自游戏，是否能帮助其他同学，是否欺负其他同学，是否被其他同学欺负，以及是否有化解冲突的能力等。

(二)选择与界定社交技能

1. 考虑儿童的需求，以及年龄、性别、障碍类别和能力。

2. 考虑同龄人的意见，以同龄人认为重要、可接受或喜欢的行为来界定社交技能。

3. 考虑社会需求，以儿童的重要他人(家长、老师)认为迫切需要的行为来界定社交技能。

(三)教导社交技能

1. **指导、讨论和示范** 老师首先要让学生明白社交技巧对成功的社交行为的重要性，然后教会 ADHD 学生社交行为需注意的技巧，如眼神交流。老师可以采用文字或视频的形式呈现这些信息，也可以让其他同学做示范。

2. **角色扮演/行为演练** 以尽可能贴近现实生活的角色扮演或行为演练作为反复练习的主要形式。

3. **反馈和强化** 老师需要根据 ADHD 学生的行为表现及时给予反馈，同时指导学生给予自我评价。

五、为 ADHD 儿童改善环境因素

(一)建立合适的课室环境及课堂流程

1. 简化教室的布置，以减少学生在感觉信息处理上的负荷，包括减少桌面或附近任何容易使人分心的东西，收起杂物，光线及音量要适中，减少背景声音。

2. 黑板只显示相关的信息。

3. 提供恰当的座位安排，包括安排学生坐在距离老师较近的位置，方便老师留意学生的情况，并适地给予要求、提示、

协助及正面回应；安排较有爱心的同学坐在ADHD学生旁边，提供适当的提示及协助。

4. 订立明确的课堂流程，并确切执行。例如，在老师进入课室前，须整理好上一堂课的物品，准备下一堂课的书本及物品。

（二）订立明确的班级规则

1. 只需订立数个重要规则，但不要订立太多，并容许学生在订立规则时加入意见，甚至容许他们共同订立一个规则，使他们更易接受。

2. 订立规则时，尽量列明学生应该做的事，而不是不应做的事。

3. 向学生解释新规则时，须提供具体例子，甚至做出示范。例如，规则为必须爱护同学，应举例说出什么行为才是爱护同学。

4. 将规则用图片或文字展示于课室明显处，并定时重温。

（三）使用适当的指示及提示

1. 若学生较难筛选同一时间出现的感觉信息，且运作记忆较弱，老师可用以下策略：①先令学生注意老师的发言、用视/听觉提示学生，给予较明显、精简的指示；②给予简短指示后便进行活动，让学生不用等待太久；③课前重点提醒学生应注意的地方及适当的行为。

2. 若学生的重组能力较弱，老师可使用以下策略：①提示学生将活动所需的物件及材料分类放好；②提供示范，让学生更明白要求；③给予学生提示，例如，目标是什么、需要什么资料、从哪里取得资料、怎样处理资料、是否成功达到了目标、不成功的原因，以及改善的方法；④拆细活动的步骤，每次只做其中一个步骤，完成后才做下一步。

3. 遇到难题时，老师可运用自我对话示范解决问题的过程，并引导学生多用自我对话方式来解决难题和提醒自己。

(四)调整课堂活动的特点

增加趣味性和新鲜感、减少重复；课堂上善用视听教材；探索交互式教学，引导学生主动学习，当学生积极参与时，老师多给予正面的回应和奖励；流程中安排动静交替的活动。

(五)引入行为公约，建立学生自我管理能力

1. 老师讲解清楚后，学生要在公约上签名，承诺遵守规则。

2. 可在每天上课前与学生重温行为公约。

3. 制作迷你行为公约的小图标，贴在书桌一角，提醒学生专心学习。

4. 若学生的问题行为较多，可在初期选 1～2 个目标行为，成功后再加入其他目标。

5. 做记录，并定下奖励目标，以提升学生参与的积极性。

6. 除目标行为外，鼓励 ADHD 学生将每天要做的事、活动步骤和规则写下来，利用视觉提示，协助学生学习自我管理。

(六)建立班里互相欣赏、协助的文化

当进行课堂工作时，邀请已完成工作的学生做小老师；当学生做出好行为时，带领全班学生赞赏这位学生。

六、运用行为后果推动正面行为出现

(一)建立班级的奖励代币制度

1. 目标　鼓励学生用正面行为取代负面行为。

2. 步骤

(1)订立学生可以获得代币(如贴纸)的行为。

(2)订立代币可换取的实质奖励，如小礼物。

(3)订立不同奖励给予的代币数量。

(4)规定给予代币的准则。最简单的方式是目标行为出现

后便给予代币，在特定时段内不出现问题行为便给予代币。

(5)订立获得代币的频率。即做到多少次目标行为才可获得代币，建议执行初期每次出现目标行为即给予代币，当行为稳定后，便减少给予代币的频率。例如，每 2 次才给予代币。

(6)订立何时才可用代币换取奖励物。

3. 执行窍门 了解学生的兴趣才能订立具有吸引力的奖赏。当学生做到代币制度中的目标行为时，除了给予代币外，还需要实时赞赏并肯定他的行为。

(二)为问题行为订立实质后果

1. 当学生出现问题行为时，老师可对学生做出口头的提示，若学生不停止该问题行为，老师可第 2 次提示，若提示了 3 次，该学生便需接受预先订立的后果(如扣代币)。

2. 老师可订立时段限制。在运行初期，建议可用一堂课的时间作为限制，即学生在每堂课都有 3 次机会。在第 2 堂课时，若问题行为再次出现，老师便由第 1 次提示计起，当学生进步后，才逐渐调整至两堂课、三堂课，甚至整天，以逐步加强学生的自制能力。

3. 老师给予提示时需运用平淡而坚定的语气，切忌用威吓的语调。

4. 需事先向全班学生介绍这个训练的内容，以及说明出现第 3 次提示时的后果。

(温鸿洋)

第四篇　训练流程篇

第十章　理论体系

第一节　系统式治疗

一、概　述

系统式治疗是20世纪50年代以来，由家庭治疗逐渐发展壮大的、以家庭为单位的一种治疗技术。通常因孩子出现问题，继而父母双方甚至整个家庭寻求治疗。其主要目标是：①推进家庭成员间积极的、直接的、建设性的沟通，增强每个家庭成员的自主性，增强对家庭角色的共识，改变僵硬失调的家庭互动模式；②通过围绕具体行为展开讨论，促进冲突的解决；③减少家庭成员中来访者的痛苦。

二、主要理论

(一)一般系统论

美国学者Minuchin曾强调，治疗师应有能力帮助家庭理解和修正一些不成文的规则，进而改善家庭成员间扭曲的沟通方式。一个复杂系统为了维持稳定，会根据一定的边界划分不同的子系统(以这种归属关系认同各成员的身份和意义)，确立不同的模式和规则。当边界不明确，子系统无法分化出明确的功能，或某些隐含的模式和规则被打破时，系统反馈环路便能感知偏离平衡的状态信息，通过负反馈等调控行为，以期重回理想状态。但如此便显得“形而上”，难以从内部调动整个家庭的积极创新性和主观能动性。

(二)控制论

控制论分为初级控制论和次级控制论。Rothbaum 等将初级控制论定义为改变环境以符合自己的愿望，即“纠他”；将次级控制论定义为改变自己的认知以适应环境，即“自省”。与初级控制论所认为的治疗师所见所想即“真实”不同，次级控制论认为治疗师并非知道问题、症状的真实原因和确切解决办法的客观权威，他们所认为的“好的”家庭、“正常的”沟通模式，却不一定“一击中的”，适合眼前的“问题”家庭。

在此基础上，建构主义应运而生。即每位家庭成员都会透过一面自己的“棱镜”，去观察和解释身边的人、事、物，甚至世界，并在此基础上支配自己的言谈举止。例如，一名低年级的小男孩被老师指责注意力不集中、扰乱课堂秩序、不服从管教，他的父母认为孩子只是年龄太小，特殊年龄段的男孩子“皮”一些很正常，小男孩却说“自己知道这样不好，感到十分抱歉，但很难控制自己”。最终，精神科医师给小男孩做出“注意缺陷与多动障碍”的疾病诊断。

社会建构主义指出人对世界的诠释是由个人所处的社会情境所塑造。治疗师们对问题单纯的“标签”不感兴趣，而是对解释问题、关注背景、共同创建新故事感兴趣。例如，一名男性青少年持续性反抗他的父母。在他的构建中，父母“不值得尊敬”,因而他选择违抗以体现自我独立与意识。而在社会建构主义中,男孩对父母“权威性”的设想则更多受到外界文化环境的影响。例如,他在学校里听同伴描述自己“对抗”长辈的故事,平时浏览电视、书籍、网络发现成人世界的自私、懦弱、失败等阴暗面,从而削弱了他对父母“权威”的信服。

建构主义希望减少治疗师在家庭集中讨论和建构过程中的侵入,不是企图影响讨论过程以获得预计的结果或控制谈话的走向,而是仅在恰当的时机做出一些合理“扰动”,协助成员在认知上主动“破旧立新”,并针对问题协商出他们认为“优”的、“可接受”的解决方案。

(三)精神分析理论

认为个体在特定情境中(家庭或伴侣等)的不和谐在本质上是个体内在的潜意识冲突,治疗师应帮助个体向内探索核心动力。系统式治疗本质上是对特定社会关系的研究,认为家庭关系(尤其是个体与母亲的关系)会影响个体的性格形成、某些症状行为的产生,以及个体成年后与伴侣的关系模式等。

(四)依恋理论

认为婴儿时期个体在现实中与父母应为安全的关系,否则将形成不安全的依恋关系,导致其难以建立正常关系及后续出现情感问题。依恋关系分为:①安全型依恋,指信任他人,能独处、接受依恋对象离开,也能主动寻求陪伴和安慰,进行探索和游戏;②回避型依恋,指经常抗拒亲密关系,回避依恋对象,与之缺乏交流,以不合时宜的安定来代替分离焦虑;③矛盾型依恋,指强烈反抗依恋对象的离开,表现出极度的焦虑和紧张,对象返回时愤怒和紧抓不放,容易情绪化,行为常缺乏理智和规律性;④紊乱型依恋,指面对分离时无法秉持一致的态度和策略,面对他人时甚至可能采取攻击行为。

在系统式治疗中,治疗师应做到:①首先塑造一个“安全的框架”,创造一个与来访者之间的“安全的联结”;②聚焦于目标成员之间的互动方式、情感体验的组织方式及情绪调节的差异;③了解来访者原生家庭依恋模式对其成年后家庭模式的影响。

三、常用方法和技术

(一)系统式提问

1. 问题外化和解构性提问 是指通过提问和引导,给问题或内部过程提供一种象征的形式,将症状、身体或心理现象用外在的形象表现出来。这种提问方式有助于拉开来访者与问题之间的距离,揭示问题对于来访者产生的影响。例如,将冲突当作第三人,认为“它”有自己的生命,询问“它”对来访者做了什么等。问题外化还可为来访者的内部冲突提供可视化的形式,例如,把他人给自己的压力看作背上的砖块,直接处理这些象征物(扔掉背上的砖块)能够过渡到卸下现实生活中的负担。

2. 循环提问 是指在系统理论指导下,轮流、反复地请每一位家庭成员猜测其他成员对家庭成员之间关系的看法、对家庭成员行为的观察,或是某种观点、感觉。也有学者认为,广义的循环提问包括差异提问、量化提问等技术。

循环提问中涉及症状的提问核心是每个家庭成员如何理解症状、涉及哪些期待和观察,以及他们对此的反应。例如,①读出别人的心声:“您认为您的丈夫会如何应对这个问题”;②把性格转化为行为差异:用“为什么他做这么少”代替“为什么他这么懒”;③分类和量化问题:“当女儿沮丧的时候,谁最能让她高兴起来”。

3. 呈现差异的提问 这种提问方式是循环提问的一种特别形式,旨在制造和明确差异。此种提问中一般含有比较级的或最高级的副词。

此方法包含多种形式,①等级提问和排序:“谁对岳母搬过来感到最高兴,谁最不高兴”;②百分比提问:“您认为您的妻子心里有百分之多少希望与您离婚”;③一致性提问:“爸爸认为你是妈妈的孩子,你也这么觉得吗?还是认为你是爸爸的孩子”;④比较子系统(请第三人来对不同两方或三方关系的紧密度做出评价):“您的父亲目前是与他的妻子还是与他的女儿关系更紧密”。

4. **例外提问** 提问成员家庭内是否存在与一贯模式不一致的例外情况。例如,回忆没有问题症状的时间、地点、人物和场景,或原本被认为“一无是处”者的闪光点。

(二)改释

积极改释是对一个迄今为止被消极评价的、有障碍的行为方式在系统相关的背景下做出新的评价,是最重要的系统干预之一。家庭成员应理解彼此行为背后意图和意义,给出不同的、新的、涉及关系层面的定义和解释,以代替家庭原先所持的功能不良的解释,这样人们对事物的体验就不再像从前那样固定和僵化。

(三)家庭作业

为了将治疗干预的效应延续至治疗访谈后,同时为了帮助家庭自发地寻找可行的应对方式,或是触发家庭改变,治疗师可在会谈结束前给家庭布置一些直接指向靶症状或家庭人际关系的行为和认知作业,包括单双日作业、悖论处方、邮件反馈、作业记录彼此积极的变化等。布置这些扰动作用强大的家庭作业同样需要有良好的治疗关系作为基础,否则很容易引起阻抗、治疗关系中断。

(四)积极赋义

治疗师帮助家庭以更加积极、正面的角度理解成员的症状行为和家庭人际互动模式。

(五)非言语技术

以可视化方式外化问题症状和家庭的人际关系,包括关系轮、生命线、雕塑、家谱图、家庭格盘等。

(钱 英 陈音含)

第二节 认知行为疗法

一、概 念

认知行为疗法以心理治疗为取向、目标为导向,执行系统化程序,以解决丧失功能的情绪、行为与认知问题。不同的治疗方式,如行为疗法、认知疗法,以及其他依照基本的行为和认知研究组合而成的疗法都可称为认知行为疗法。认知行为疗法认为一个人的思想能调节他(她)的情绪,以及对生活环境和事件的行为反应,进而影响个人的短期和长期后果。认知行为疗法是基于社会学习理论的心理治疗,治疗期间,治疗师帮助来访者放弃某些异常的行为方式,学习一些更为适应的行为方式,并改变某些不适应的认知。20 世纪 20 年代,在欧美国家的临床心理学领域,先后出现了精分、行为、人本、认知等心理治疗理论和方法;直到 20 世纪 80 年代,将认知疗法和行为疗法有机整合在一起的认知行为疗法,因其科学实证、短暂高效和结构清晰而被广泛认可,逐渐成为心理咨询与治疗的主流方法。实证研究结果表明,认知行为疗法在减少精神症状和功能问题,以及改善关系满意度和生活质量方面非常有效。认知行为疗法已被证明可以帮助个体认识到自己的情绪、思想和行为之间的相互关系,并做出持久的积极改变。

二、理论基础

认知行为疗法的理论是行为疗法流派中的重要组成部分，其思想来源于行为疗法的原理，可以追溯到20世纪初心理学家巴甫洛夫总结的经典条件作用理论。20世纪30年代，美国著名心理学家斯金纳提出操作性条件作用理论，并把操作性条件作用的原理运用到人们日常生活中不适应行为的矫正上。20世纪70年代，另一位美国心理学家班杜拉创立了社会学习理论，强调人的认知在学习中的作用。社会学习理论已经非常突出认知在行为中的重要作用。当认知疗法和行为疗法出现整合以后，学术界在早期便称这种治疗为认知行为疗法。阿尔伯特·艾利斯和贝克为认知行为疗法的形成及临床应用作出了突出的贡献。

艾利斯旨在通过改变人们的思维方式来改善人们的情绪和行为功能，他于1995年出版的《理性生活指南》和1961年出版的《心理治疗的理性及情绪》具有里程碑的意义。他创立的理性情绪疗法阐述了被称为"适应不良行为"的ABC理论。艾利斯认为应激性生活事件不会直接引发心理障碍或情绪反应的后果；而非理性信念，或不现实的解释是导致人们对所遭遇的生活事件产生心理障碍的真正原因。艾利斯以他的临床实践推进了他的治疗方法，因而被公认为是认知行为疗法的创立者之一。

另一位公认的认知行为疗法的创始人是贝克。他提出了情绪障碍认知理论模型（图10-1）。他认为一个人的想法决定了其内心体验和反应。心理或精神障碍与功能不良性思维有关。不良认知或思维即歪曲的、不合理的、消极的信念或思想，个体如何看待自我经历影响着他的情绪、行为和生理反应，即思维影响情绪、行为和生理反应；改变功能不良性思维可导致症状的改善,改变影响功能不良性思维的功能不良性信念(中间信念、核心信念)可导致更持久的改善。因此,治疗的目的在于矫正这些不合理的认知,从而使患者的情感和行为得到相应改变。贝克至今还继续着对认知疗法的探索,如新模式的应用、心理治疗方法的整合等。通过进化论、动物行为学、演化模式等,进一步发展认知疗法。

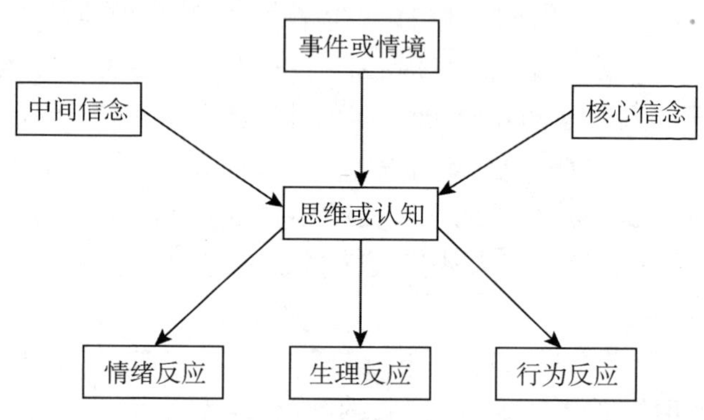

图 10-1 贝克认知理论模型

在 2002 年左右,美国部分学者开展了应用功能性磁共振成像(functional magnetic resonance imaging,fMRI)来检测认知行为疗法在大脑成像方面变化的研究。班德替尼于 1993 年发表论文,示范人脑 fMRI 功能激活脑图像的量化测量。这也表明,人脑的 fMRI 研究也是应用 fMRI 对人类认知研究的开始,是心理学和影像学联合的一个重要里程碑。

1979 年,卡巴金在美国麻省大学医学中心附属减压门诊创立了正念减压疗法(也称正念减压疗程)。此后,很多学者和临床医师都开始探索将正念与主体的认知行为疗法相结合,并取得了很好的效果。例如,2004 年史蒂文·海耶斯发表的论著《接纳与承诺疗法:关系框架理论及行为认知疗法的第三波浪潮》，以及他在2005年出版的专著《走出你的想法，投入你的生活：全新的接纳与承诺疗法》，开始引起主流心理治疗学界的关注。许多学者接受了接纳与承诺疗法，并开展相关培训。

1993年玛莎·莱恩汉开创的辩证行为疗法是一种主要用于边缘型人格障碍患者的心理治疗方法。

以上3种技术均有各自独特的概念、观点和应用重点，同时也有相互交叉的内容。目前，认知行为疗法还在不断发展之中，也正在不断地被世界各国的心理治疗专业学制所吸纳，经过“本土化”的过程，成为适合各国患者能够接受的、行之有效的、能被临床证实并具有生物学指标验证的、科学的心理治疗方法。

三、模 型

认知行为疗法的模型基于行为和认知心理学。不同于传统的心理治疗方法（如精神分析学中治疗师寻找行为背后的潜意识，然后形成一个诊断结论），认知行为疗法是“以问题为核心的”且“以行动开始的”。在此基础上，形成了多种不同的认知行为疗法模型。

（一）流程图模型

流程图模型（图10-2）也称链式模型，这种模型是以流程形式来描述关系，是最简单的认知疗法模型（图10-3）。

认知疗法模型重点强调的是认知中介因素，即认知是情绪和行为产生的基础。在此模型的基础上增加对行为因素的考

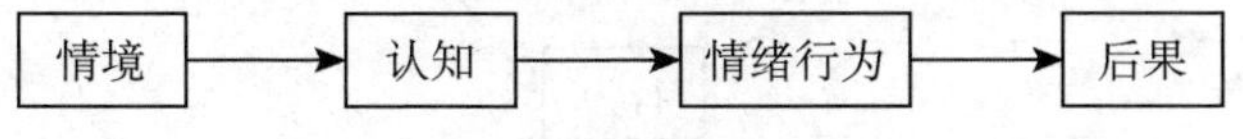

图10-2 流程图模型

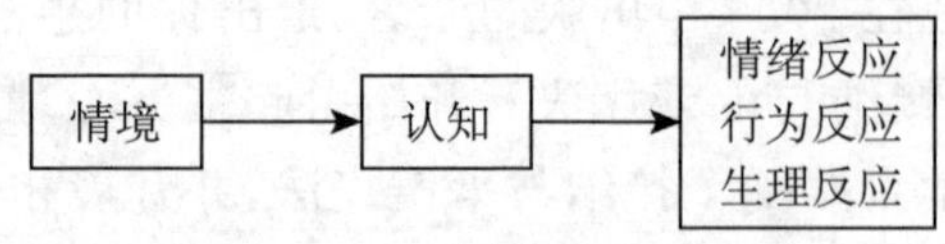

图 10-3 认知疗法模型

虑，就变成了认知行为疗法模型。与认知疗法模型相比，认知行为疗法模型多了一个概念"后果"，即情绪和行为的结果。在认知行为疗法中，除了探讨不同认知引发不同的情绪和行为外，也会探讨不同的情绪和行为引发不同的后果。因此，在认知行为疗法的流程图模型中最终的后果由先后 2 个因素决定，首先是认知，其次是行为。

(二)环路模型

部分学者将概念做成一个环路，通过环路模型（图 10-4）可表达：①认知引发情绪，其表达的含义与流程图模型相同；②情绪引发行为，这一点是环路模型最重要的特点；③行为作用于环境。流程图模型中的"行为影响后果"部分，在环路模型里变成了"行为作用于情境"，结果就是，情境改变又可引发新一轮的认知行为活动循环。

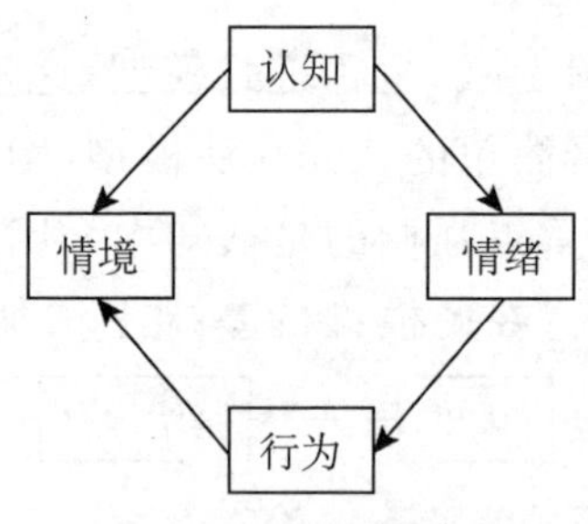

图 10-4 环路模型

(三)T 字模型

贝克所创立的 T 字模型(图 10-5)是在原有认知疗法模型基础上的一个叠加。T 字模型最重要的特点是解释了表层认知(即自动思维)的来源,说明了为什么对于相同的情境,不同人却可有不同认知的原因。在 T 字模型中,人的认知可以分为自动思维、中间信念和核心信念 3 个层次。自动思维是具体情境中的具体认知;中间信念是具体某个心理领域(或侧面)的某些心理策略;核心信念则是有关自我、他人和世界的最一般、最概括性的认识,比前两者更为抽象,这 3 个层次是由具体到抽象的关系,核心信念决定中间信念,中间信念决定自动思维,自动思维归根结底是由核心信念所决定,这 3 个信念又是决定与被决定的关系。

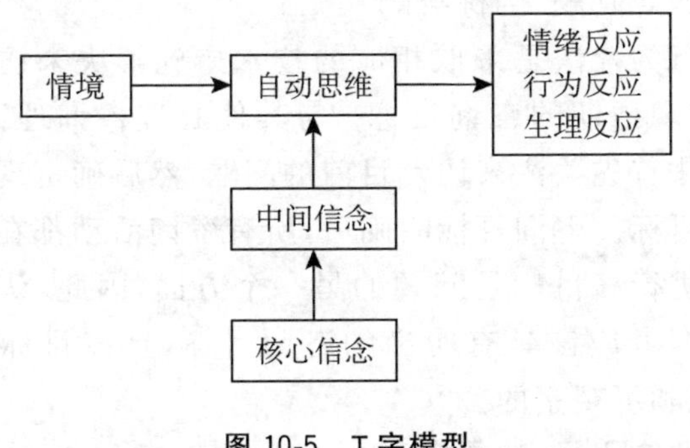

图 10-5 T 字模型

四、实证研究

认知行为疗法作为主流的心理咨询与治疗流派,在欧美各国得到了广泛应用,也是被医疗保险和商业保险所认可的心理咨询流派和方法。认知行为疗法治疗范围广,能够治疗大多数心理疾病。实证研究表明,认知行为疗法可以治疗抑郁症、焦虑症、ADHD、创伤后应激障碍、抽动障碍、神经性厌食症、边缘性人格障碍等，通常也推荐与药物配合治疗其他情况，如严重的强迫症、重度抑郁、躁郁症和思觉失调等。另外，认知行为疗法也被推荐为针对青少年心理疾病的一线方法。

治疗方法常常是依照手册，运用特别的技巧，直接处理问题，且针对特定疾病患者进行有时效性的干预。认知行为疗法常用于个人治疗及团体治疗，这些技巧经过改良后，也常应用于心理自助；部分临床和研究人员偏重认知导向（如认知重建），另外一部分人则偏重行为导向（如暴露治疗）；其他的介入措施则将两者结合使用（如想象暴露治疗）。

五、特点和优势

（一）聚焦问题，目标导向

认知行为疗法是采取相应的技术措施解决来访者存在的问题，以实现预期的咨询目标。与其他心理咨询理论相比，认知行为疗法首先关注来访者目前的问题，然后确定现有问题的明确咨询目标。咨询目标明确后，所有咨询活动都在实现目标的情况下进行。目标是问题的另一个方面，因此，认知行为疗法要求咨询者应该具有明确的咨询目标，且该目标应是具体的、可实现和可观察的。

（二）评估引导，效果客观

除了设定明确的、可量化的咨询目标外，认知行为疗法还需要在咨询过程中及时进行评估，这不仅可以客观地描述心理咨询和治疗是否达到预期的目标，也可帮助咨询师判断此次的会谈是否有效、有用。评估还可帮助咨询师判断某个信念或某个话题是需要继续还是结束。

（三）时间限制，短程高效

认知行为疗法可以保持短期效率，主要原因是：①认知行为疗法可以帮助解决寻求的问题和咨询的目标，并关注解决问题的会谈时间；②认知行为疗法能够制订计划，并按计划进行每次会谈；③在每次会谈之前，设置议程以避免主题偏差。

(四)咨询笔记，家庭作业

认知行为疗法有 2 个重要特征：①需要使用咨询笔记；②必须完成家庭作业。在认知行为疗法的会谈中，来访者和咨询师都需要记录当前会谈的要点。通过咨询笔记，来访者可以在会谈结束后查询会谈的内容。在回顾过程中，来访者可以知道这次会谈获得了什么。家庭作业不仅是认知行为疗法的最大特征，也是其与其他心理流派的重要区别。认知行为疗法认为，改变不仅在咨询室中发生，也会在生活中发生改变。如果通过治疗能使来访者在生活中发生改变，那么来访者改变的效率就会提高，整个疗程就会缩短。认知行为疗法倾向于在结束咨询后，给来访者布置一些家庭作业，要求来访者在生活中努力实施行为改变，一旦行为改变带来预期的效果，来访者的认知改变就得到巩固，他所面临的问题情境就得到了解决。

（温鸿洋）

第三节 团体心理治疗

团体心理治疗是很多精神卫生和保健机构中的重要干预手段。“团体心理治疗帮助成员改变行为，应对和改善个人问题，让个人从生理、心理和社会创伤中恢复”（Toseland & Rivas，2001）。本节将针对 ADHD 儿童的养育模式进行阐述，了解团体心理治疗的疗效因子及其影响因素，并介绍团体心理治疗的具体实施过程和方法。

一、概　述

(一)定义

团体心理治疗是一门以心理学为基础,由多个人带着共同的目标团结在一起,相互促进、相互帮助。ADHD儿童的养育问题是相似的问题,共同困扰着养育者。家长可在团体中观察、学习、反思和提出问题,获得理解、支持、帮助和成长。团体心理治疗是一种经济、有效且方便的方法。

(二)设置和规模

团体的规模因目标多少而不同,少则3～5人,多则十几个人,甚至几十个人。

团体通常由1～2名治疗师主持,治疗对象可由6～10名具有相同或不同问题的成员组成。治疗以聚会的形式进行,每周1～2次,每次1.5～2.0小时,治疗次数可根据患者的具体问题和具体情况而定。

针对ADHD家长的团体治疗人数应根据团体治疗师的人数而定。每个团体治疗师负责的家长人数应控制在2～5人,治疗师团队可分成大组,每个大组包含3名助教和6～15位家长。在学习期间,团体成员在团体形成、关系建立后,就大家所共同关心的养育孩子的问题进行讨论,观察和分析有关自己和他人的心理与行为反应、情感体验和人际关系,经过彼此讨论、相互反映、观察指点,增进对自己和孩子的了解,改善自己的养育模式。

ADHD儿童有着类似表现,包括注意力缺陷、多动冲动行为、学业受挫、社交受挫、亲子关系紧张等。ADHD儿童的父母也面临着相似的困扰,无法接受孩子的诊断,对孩子的注意缺陷、多动冲动等问题认识不足、管教方式不恰当、自身情绪困扰且无助。对于ADHD儿童及其父母而言,在团体中,他们可以分享经验、获得情感支持、获得相应知识和方法，这是一种高效且经济的干预方式。

二、原　理

（一）一个有效的治疗团体应具备的特点

1. **设立目标**　目标是特定的、可测量的、可实现的、相关的和有时限的，是积极合作的目标。

2. **互动方式**　双向沟通，强调公开表达各人的意见和情感。

3. **带领权**　成员之间关系平等，鼓励参与领导，带领集体成长。

4. **积极参与**　鼓励参与讨论和学习，积极主动提出问题，不评价对错。

5. **不惧冲突**　将有争议、争论和矛盾或冲突看作契机，促进团体良性运转。

6. **学员互动**　强调团体互动，相互关怀接纳，容许不同思维和个性共存。

7. **解决问题**　团体互动围绕着解决问题为目标。

（二）团体治疗的优点

1. **感染力强，影响较大**　对于每位学员，团体中有多个可学习的对象，可以从更多角度进行反思和学习。每位学员在求助的同时，也是团体的力量之一。对于每位学员来说，团体中都存在多个影响源，学员之间相互支持、相互理解和共同面对难题，可以发挥出 1＋1＞2 的效果。

例如，写作业拖延是 ADHD 儿童中很普遍的现象，老师和家长都为此苦恼。在团体治疗中，每位家长都诉说了自己孩子写作业拖延的表现和自己尝试过的努力，这让学员们都了解到自己家孩子的拖延不是特例，内心对自己孩子的不解和不满情绪得到了理解和正常化。正因为问题是大家共同的困境，不同的家庭提出奖励、惩罚、休息等策略，讨论过后，又有专业心理治疗师加以完善和总结，让家长可以因孩子的不同情况而采取不同方法。

2. **效率高，省时省力** 团体治疗，顾名思义就是一个治疗师带领多位学员，同时能帮助多位学员解决他们共同或相似的问题，目的性强，速度快，并且省时省力。

3. **效果容易巩固** 在充满信任的良好气氛中，通过探索、示范、模仿和训练等方法，学员可识别本身不合适的教养模式，并在团体鼓励下把所学技能延伸到现实教养中，使其所学技能迁移到日常教养中。

（三）团体治疗的疗效原理

1. **希望** 让家长们看到希望，愿意为目标而做出努力。经过团体的支持，团体成员会逐渐感到自己受到抱持，可被别人接受与关心，会因共同面对问题而感到有力量，进而能产生对于问题的信心和对将来的希望，并愿意为未来做出努力。ADHD团体中的孩子年龄可相差2～3岁，部分孩子和家长面临的问题正是其他家庭曾经历过的，通过经验分享，一些家长可以看到改善的希望，重获信心。

2. **正常化** 让家长和孩子面对困境正常化。当一个人有某种困难或犯错误时，往往自以为只有自己一个人有问题，自认为是自己不聪明才会犯错误，或只有自己才遭遇了这些事情，因而加重了心理上的负担与痛苦。在团体中，经过交谈分享经验，大家可以看到他人和自己有相似的处境，从而感到有共同感，不用过于自我怜悯或责备。ADHD儿童经常得到的反馈是，“只有我自己这么调皮、这么粗心、管不住自己、老是挨家长和老师批评”；ADHD儿童的家长通常的想法是，“只有我的孩子这么难管，为什么就我自己管不好孩子”等。通过团体分享,ADHD儿童和家长都可以看到别人跟自己有类似的处境,从而减少自我责备,共同面对问题。

3. **获取知识**　通过团体沟通和交流,以及治疗师的专业知识和引导,获得更多科学有效的育儿知识。每个人都有自己生活的局限性,通过团体的经验交换与信息分享,可以得到对现状的解释或理解,也能获得一些应对方法。对于ADHD家庭,我们有3种团体形式:①由ADHD儿童和治疗师组成的团体;②由ADHD家长和治疗师组成的团体;③由ADHD儿童、家长、治疗师共同参与的团体。在不同的团体中,成员通过交流分享来了解和理解现状,观察自己和他人,并向他人学习。

4. **助人和自助**　在帮助团体的同时,团体也在帮助你。团体中,学员不仅可以获取帮助,也可在帮助他人的行为中获益。此外,帮助他人的体验可以帮助成员提高自我价值感。在ADHD家长的团体中,每位学员不仅在获取帮助,也在为他人提供情感支持、经验指导,在利他的过程中发现并强化自己的正性行为。

5. **了解自己**　育儿模式很大程度上会受到自己原生家庭的影响。在团体中,学员们常不知不觉地去重复表现他们在原生家庭里养成的心理反应及行为反应,重新经历与原生家庭相似的议题。然而,其所处的团体治疗环境,不再是小时候的原生家庭环境,通过体验不一样的经历,能发生矫正性的改变,放弃过去养成的非功能性的,或病态性的人际关系、互动模式。

6. **宣泄**　在安全可信任的团体中释放和宣泄内心压抑的情绪。每个人的内心常有许多苦闷的心情、被人冤枉的事,或不能向别人轻易透露的秘密,没有机会跟别人诉苦或发泄。在团体中,我们制造保护性的环境,可让学员适当地吐露心事、释放情绪,纾解心里的压抑。尤其对于ADHD儿童及家长,平时积攒了许多挫败感、愤怒感、无助感,无处诉说、无人理解,在团体中,大家有着相似的背景和困扰,可以适当地释放情绪并互相支持。

7. **提高社交技巧** 如何透视他人的动机、了解他人的用意、向别人有技巧地说明和解释、如何避免误解等,都是现实生活中应学习的社交技巧。在团体中,学员可以从他人的言行中学到技巧,更能接近他人,互相帮助和提高。ADHD 儿童常因鲁莽言行、调皮、不遵守规则、容易发脾气等出现同伴交往问题。在团体中,ADHD 儿童通过互相观察、互相学习,学到有礼貌的交往、对话、相处等技巧。

8. **行为模仿** 是指模仿团体领导者或团体中其他人的行为风格。在团体中,学员不仅可以交换认知上的经验,还可以观察并模仿他人的举动,包括如何发起主动社交、如何劝慰别人、如何帮助别人等。在 ADHD 团体中,通过强调赞赏、期待行为(如鼓励安静听他人讲话),可以看到 ADHD 儿童在被激励和强化后会逐渐模仿,展示出类似行为;同样,ADHD 家长也在观察其他家长和咨询师与孩子互动的过程中模仿学习。

(四)团体治疗的功能

1. **教育功能** 通过提供理论体系及团体成员分享,实施教育功能。例如,怎样辅助 ADHD 儿童进行更有效的学习等。

2. **解决困难功能** 通过围绕某一养育问题而不是成员个人问题,交流想法、观点和信息。例如,对于孩子写作业拖延的问题,不仅仅关注于孩子本身,而是从家庭的角度来思考解决方法。

3. **实战演练功能** 针对某项特定目标,通过团体学习、讨论和完善,进一步运用于日常养育过程中。例如,孩子早上上学迟到问题,通过确定这一目标后不断地实施,同时根据孩子的表现及时修正,最终实现孩子行为的改善。

4. **自我成长功能** 家长和孩子在分享和倾听的氛围中,

能进一步探索和发展个人目标，并更好地理解自己和他人。例如，小组成员在团体过程中识别作为父母本身的焦虑问题。

5. **支持功能** ADHD家长和孩子往往有共同困扰。通过交流，彼此帮助解决某些问题和忧虑，相互支持，提高面对困难的信心和勇气，获得安全感和归属感。例如，孩子总是被学校老师投诉，给家长带来了压力并感到焦虑，团体成员之间的相互反馈和支持，可使成员降低焦虑，获得勇气面对困境，并努力寻找改变的方法。

成功的团体治疗需要参与者们信任团体、敞开心扉，愿意集思广益、彼此分享、一起探索解决问题的方法；并且在温暖、接纳的氛围中，学员们可以自由表露、探索自我、互相反馈。团体学员就大家共同关心的问题进行讨论，观察和分析有关自己和他人的心理与行为反应、情感体验和人际关系，从而使自己的行为得以改善。

三、团体形成前的准备

(一)团体形成前领导者的任务

1. 建立一个明确的书面计划，以构建一个团体。
2. 向有关权威人士提交这份计划，得到认可与支持。
3. 公告这个团体，向未来的团体成员提供较多的信息。
4. 进行团体前会谈，完成筛选和适应准备的工作。
5. 针对团体成员的选择做出决定。
6. 组织开创一个成功团体所必需的细节。
7. 如有必要，须征得当事人父母的同意。
8. 为团体领导工作做好心理准备，并与协同领导者沟通。
9. 安排一次预备性团体活动，说明团体的基本准则，使成员做好准备。
10. 为取得事先的允诺做好准备。

(二)团体形成前成员的任务

1. 团体成员要了解一个团体可能对他们产生的影响。

2. 团体成员要了解如何挑选团体领导者,以确定这个团体领导者所领导的团体在此时此刻适合自己。

3. 团体成员需要参与有关他们选入或排除该团体的决定。

4. 团体成员要思考他们想要从团体中获得什么,怎样在团体中达成他们的目标,从而使自己为未来的团体做好准备。

(三)团体咨询方案的设计

1. **了解服务对象潜在需要** 最有效的需求了解方式是直接对 ADHD 家长和儿童进行观察、心理评估和访谈。

2. **确定团体的性质、主题和目标** 针对 ADHD 家庭,了解并评估他们的需要,然后决定所要设计的团体的性质、主题和目标。

3. **搜集相关文献资料和方案** 团体性质和目标确定后,团体治疗师要通过查找相关资料、阅读书籍和杂志,为团体设计提供理论支持,同时也要搜集 ADHD 团体是否有其他高校或机构已经实施过,了解和学习已有的经验和方案。

4. **完成团体方案设计表** 资料准备充分后,团体治疗师要思考和讨论团体进行中可能出现的问题和解决方案。例如,学员动力不足可能会导致脱落、学员过度焦虑可能会对团体动力带来影响等。

5. **规划团体的整体框架和流程** 通过完成团体过程设计表和团体活动单元计划表,编制团体咨询的详细过程计划,认真安排每次团体活动的进程。

6. **设计招募广告** 对于 ADHD 家长和儿童的团体,除广告外,还可通过专业人员的介绍、团体领导者的面试而招募。

7. **对团体方案进行讨论或修订** 将设计好的团体方案在

同行之间或先行组成一次试验性小团体试行 1 次，与同行或督导者讨论试行结果，再加以修改完善。

(四)团体形成前的计划

1. 团体性质和名称 团体性质包括说明该团体是结构式、半结构式还是非结构式；是发展性、训练性还是治疗性；是开放式还是封闭式；是同质团体还是异质团体等。

团体名称包括学术性名称和生动活泼的、供宣传用的副标题。

2. 团体目标 团体目标包括整体目标、阶段目标和每次团体课程的具体目标。

团体咨询的目标大致可以分成以下 3 类。

(1)成长性学习：以开发心理潜能、促进人格成长和增进心理健康为目标。

(2)敏感性训练：有效地处理人际关系、训练生活技能和增进社会适应等。

(3)治疗性团体：缓解症状、消除症状、恢复心理平衡以达到心理健康。

3. 团体领导者 团体计划书应写明团体领导者的基本资料，有条件的情况下最好能聘请具有心理咨询理论基础、有团体经验且曾受过督导训练的专家担任督导员，以随时为团体领导者提供专业性指导。

4. 团体对象和规模 团体计划书要明确团体招募成员的类型、来源、人数、招募和甄选方式。

(1)类型：包括性别、年龄、身份、问题性质等。

(2)来源：除了自由报名参加者外，也可由老师推荐、家长代为办理报名或由咨询人员、社会工作者、医疗人员转介加入。

(3)人数：团体的规模可根据以下因素而定：①成员的年龄及背景；②领导者的经验及能力；③团体的性质和类型；④成员

问题的类型。

5. 团体活动时间和频率 包括团体时间的总体安排、何时进行、所需时间、次数、间隔时间、每周次数、每次多长。

一般认为，8～15次为宜，每周1～2次，每次1.5～2.0小时，持续4～12周。

对于ADHD家长团体，次数为5次，每周1次，每次2小时，持续5周。

对于ADHD家庭团体，次数为6～12次，每周1次，每次2小时，持续6～12周。

6. 理论依据和参考资料 可依据咨询心理学的流派，也可根据某些特定对象的适应理论，还可依据一套训练方案。团体计划书须详细列出引用文献、参考资料、参考方案等。

7. 团体活动的场所 基本要求如下。

(1)专注：避免成员分心，要使成员在没有干扰的条件下集中精神投入团体活动。

(2)安全感：能够保护成员的隐私，不会有被别人偷窥、监视的感觉。

(3)空间自由：有足够的活动空间，可随意在其中走动、活动身体、围圈坐下。

(4)环境舒适：环境舒适、温馨、优雅，使人情绪稳定、放松。

(5)距离适中：团体活动的场所要方便成员来往，不要太偏僻。

8. 团体评估方法 一般而言，团体评估包括过程与结果评估、团体互动状况与个别成员评估，以及评估方法或工具和预定评估的时间等。

(五)成为团体成员的条件

从团体咨询的特点来看，成为团体的成员应具备以下3个条件：①自愿报名参加，并怀有改变自我和发展自我的强烈愿望;②愿意与他人交流,并具有与他人交流的能力;③能坚持参加团体活动全过程,并遵守团体的各项规则。

四、团体心理治疗的过程

任何一个团体心理治疗都会经历起始、过渡、工作、结束的过程。在整个过程中,每个阶段都是连续的、相互影响的。从事团体心理治疗的心理治疗师必须了解团体的过程和不同阶段的特征,以明确治疗师在不同阶段的任务和工作重点。

(一)起始阶段

起始阶段是一个定向、探索和建立关系的时期,这一阶段团体成员最重要的心理需求是获得安全感。

1. **心理状态** 团体成员互不相识,并不了解别人的背景和问题。因此,成员的行为常常是谨慎的、试探性的、小心翼翼的,避免暴露自己,也经常会出现集体性沉默。

2. **主要任务** 领导者的主要任务是:①协助成员相互之间尽快熟悉,增进彼此了解,努力促进获得信任感;②澄清团体目标,建立团体规范和基本规则,逐渐形成合作互助的气氛,建立安全和信任的团体关系。

3. **使用方法** 可恰当使用结识技术、分组技术、建立与强化团体契约或规范的技术。

团体契约或规范的确定在起始阶段非常重要,可保证团体心理治疗的顺利进行,促进团体成员的主动参与。

(二)过渡阶段

过渡阶段是团体过程中艰难的转型时期。

1. **心理状态** 团体成员最重要的心理需求是被真正地接纳和有归属感。

2. **主要任务** 团体领导者要协助成员处理他们面对的焦虑、抗拒、担忧及矛盾冲突,以便减少防卫,促进彼此的信任和关系的建立，学习如何真实地表达自己，主动投身团体过程。团体领导者必须冷静沉着面对，主动、真诚而积极地关心每一位成员，协助他们了解自我防御的行为方式及处理冲突的情境，鼓励成员谈论与此时此地有关的事情，使成员能面对且有效地解决他们的冲突和消极情绪，以及因焦虑而产生的抗拒，使团体发展到较为成熟关系的阶段。

3. **使用方法** 可恰当使用建立相互信任和彼此接纳的练习（如信任之旅、镜中人等）、加强团队合作的练习（如同舟共济、无家可归等）等技术。

（三）工作阶段

工作阶段是团体心理治疗的关键时期。团体成员最主要的需求是利用团体解决自己的问题。

1. **心理状态** 在这个阶段，团体凝聚力和信任感已达到了很高的程度，成员充满了安全感、归属感，互相接纳、互诉衷肠、打开自我，表露出更多的个人信息及其生活中的问题，并愿意探索和解决问题；同时也表现出真诚地关心他人的行为；成员从自我探索与他人的反馈中尝试改变自己的生活，并得到其他成员的支持、鼓励。

2. **主要任务** 此时的领导者也必须打开自我，并设法使成员在团体进行过程中集中注意力，朝向团体目标和个人目标，做有益的改变。

（四）结束阶段

1. **心理状态** 在结束阶段，团体成员由于分离在即，部分成员心中充满离愁别绪，同时想利用最后的机会表露自己的情绪，以及对别人的感受。

2. **主要任务** 引领成员对自己的团体做出总结，并向团体告别。

领导者应把握好这个机会，使成员能够面对即将分离的事实，同时给予成员心理支持，协助成员做出个人评估，整理、归纳在团体中学到的态度、认知、情感和行为，将团体中所学知识应用于日常生活中，使成员继续改变、成长。

3. **使用方法**　可采用结束预告、轮流发言、领导者总结、作业分享、游戏活动等技术。

（刘梅珠）

【参考资料】

［1］ Barlow DH, Allen LB, Choate ML. Toward a unified treatment for emotional disorders. Behav Ther, 2005, 35(2): 205-230.

［2］ 本杰明·B. 莱希. 心理学导论. 吴庆麟，译. 上海：上海人民出版社，2010.

［3］ Yutaka, Ono. Cognitive behavioral therapy for depression. Seishin Shinkeigaku Zasshi, 2016, 118(12): 925-930.

［4］ Mchugh RK. Evidence-based practice of cognitive-behavioral therapy. Cogn Behav Ther, 2010, 39(1): 1.

［5］ 滕奕. 认知行为治疗模式下留守儿童共情能力提升的个案研究. 西南大学，2021.

［6］ 陈福国. 实用认知心理治疗学. 上海：上海人民出版社，2012.

［7］ Beck AT. Thinking and depression. Arch Gen Psychiatry, 1963, 10(6): 561.

［8］ 杨洋. 计算机辅助认知行为治疗对鼻咽喉手术患者心身症状干预研究. 山西医科大学，2021.

［9］ 马昌明皓，刘文敬，刘真，等. 儿童青少年焦虑障碍认知行为治疗的父母干预. 中国临床心理学杂志，2021(6): 1312-1316.

［10］ 成云，崔界峰. 计算机辅助认知行为治疗对抑郁症的疗效. 中国健康心理学杂志：1-9[2021-12-06].

［11］ 张勤峰. 探讨认知行为疗法(CBT)在抑郁症维持治疗中的应用价值. 心理月刊，2021, 16(17): 32-34.

[12] 欧文·亚隆.团体心理治疗——理论与实践.李敏,李鸣,译.北京:中国轻工业出版社,2014.
[13] 樊富珉.团体心理咨询.北京:高等教育出版社,2005.

第十一章　操作流程

第一节　第一阶段

一、家长课堂

(一)个体 SMART 目标的制定

1. 相互认识　所有成员简短自我介绍,如姓名、来自地方、工作职业等。

2. 制定 SMART 目标　S-specific,特定的;M-measurable,可测量的;A-attainable 可实现的;R-relevant 相关的;T-time-based,有时间限制的。用“三个篮子”技术,找到急需解决的关键问题,提出急需解决的最紧要问题,利用时间线技术,把问题 SMART 化,做成 SMART 目标。

3. 提问答疑

(二)资源探索

探索资源是植入能量的过程,下面我们来探索一下自己的资源。需要两两结组进行演练。

1. 参与者 A 表述,参与者 B 反馈

(1)A——表述者:①你特别欣赏自己身上的哪些部分?用几个词概括。②从小到大有哪些资源帮助你成为现在的自己?可以从自身、原生家庭、学校、现在家庭、社会多个角度探索资源。

(2)B——反馈者:向表述者表达你对他(她)最欣赏的点是

什么。反馈内容应具体化、正向、积极、且是可提供支持的，而不是一股脑给建议；如果涉及提建议，可以使用“我感到……可能……”等语句。

2. 互换角色 参与者B表述，参与者A反馈。

(三)情绪管理

1. 团体的三大规则 开放、不批评、不羞愧。

2. 课前练习情绪天气预报 在情境中体验命名情绪，用颜色(赤橙黄绿青蓝紫)来描述你此刻的心情。

流程：①闭上眼睛；②深呼吸放松；③奇迹提问。想象3个月以后，如果我们带着收获结束了这个团体，孩子的问题也得到了解决，那时我们情绪的颜色是什么，可以是变化或者没有变化；④回到团体和现实，讲述自己所体验到的情绪变化过程。

3. 情绪调节的5个步骤 这一步非常重要。请先回到一开始的情绪，如果回不去，可以保持现在的情绪。

(1)第一步：觉察情绪，探索其变化。

当你处于这个情绪时，你是怎么知道的？有哪些信号(生理上、动作、情绪、言语等)提示你出现了这样的情绪？具体包括头疼等身体信号(非语言信号)；语速变快、音量变大等语言信号。

例如，看到孩子写作业拖延时(情境)，我感到很生气(命名)，此时我的情绪是红色的(颜色)；我生气时感到胸口发闷(身体信号)，会叫孩子的全名(外部信号)。

(2)第二步：评估情绪带来的影响、程度及是否需要干预等。

首先，家长应明白的是，所有情绪都是正常的且允许存在的，但也有某些异常情绪是我们无法调节的。

情绪需要调节的信号：①连续烦躁，或突然变得脾气很大，或突然变得斤斤计较，影响周围的关系，超过3个月；②连续失眠，超过2周(如长期早醒，比平时早2个小时以上)。

例如，此种情绪下，经常发脾气，冲孩子大喊，亲子关系紧张等；为此焦虑，入睡困难等；失眠，需要服药才能入睡。

(3)第三步：情绪暂停，回家后应反复练习。

家长需要意识到自己出现了此种情绪，并让自己停下来，探索适合自己的情绪暂停方式。我们提供以下3种暂停方式。

1)立刻离开那个让自己有情绪的环境，但注意离开时需要告知孩子自己离开的原因。遵循"事前提醒+保证安全"原则，即暂停时告诉孩子自己好像快发火了，需要冷静一会儿，"我10分钟后再来找你，希望你这段时间也可以冷静一下"。并要保证孩子待的房间是安全的。

2)如果空间无法改变，让孩子或配偶提出情绪信号。

3)布置"暂停角"。

例如，离开，走到另一个房间或听音乐、抽烟、看视频等，也可以请配偶提醒或做暂停卡片等。

(4)第四步：反思。

1)思考：为什么自己会出现这种情绪，原因是什么(家长3个、孩子3个)。接着思考接下来怎么再和孩子谈话，能够让这一次点起自己情绪爆发的事件达到行为管理的效果。

2)流程：①按照"稳定孩子情绪—自我暴露—事件还原"的程序进行沟通，并保证孩子情绪的平静，再跟孩子沟通我们认为他存在问题的点；②妥协却不失温和的坚定，有原则和底线，但不过分苛求孩子。

例如，寻找自身原因，"我今天在单位刚刚被领导找谈话了，心情本来就烦躁"；寻找孩子的原因，"孩子看到妈妈向自己发脾气，将作业本扔到了地上"。

(5)第五步：带着反思的结果进行沟通。

1)沟通前：换位思考。

例如，想到孩子写作业拖延是因为刚刚放学回来，他已经很累了，需要休息一下。

2)沟通时：客观描述、不评价。

例如，“刚刚发脾气是妈妈不对，我向你道歉。当妈妈看到你1个小时的时间只写了2行字词时(注意，不是指责孩子写作业拖延，要描述具体行为)感到很担心，怕影响你的睡觉时间。我是因为太担心了才没有控制好情绪”。

(四)行为管理

1. 主题练习 欣赏、感谢和表扬。

(1)形式：夫妻同组或至少两两一组，相互对伴侣进行主题表达，每人9分钟。

(2)练习内容：一方对伴侣进行3个方面的表达，包括欣赏对方身上的哪些点、对对方的感谢，以及表扬对方做得好的方面。

2. 注意事项

(1)欣赏、感谢和表扬对方时应有具体情景描述，要表扬动机。例如，欣赏对方勇敢时，通过事例具体描述是什么让你感受到他(她)很勇敢，不仅仅是总结的词语。感谢和表扬也是如此，要具体说出因为什么事情而感谢，表扬具体做得好的行为是什么。

(2)在练习过程中避免“……很好，但是……”这样的表达方式，只对好的方面进行练习，避免提建议和要求，应说希望。

(温鸿洋　张益梦　陈音含)

二、教师课堂

(一)ADHD概述

在患ADHD的名人代表中，著名钢琴家莫扎特(1756—1791)的作品结构很好地表达了ADHD儿童特有的思维方式，即跳跃式思维，飘浮不定。实际上，这正是他作品的独特性。锤子科技的创始人罗永浩曾在演讲中袒露自己作为ADHD患者的心声，并曾推荐《分心不是我的错》一书，他表示“这本书改变了我生命中一些非常重要的东西，很可能永远影响我以后的人生”。这本书中称，“分心”其实是一种病，即注意力缺失症，不断追求高度刺激的多动者和什么事都不做的白日梦者也许患有此病。举这2个例子是为了让大家能对ADHD有正确的认识，不要抱有偏见。ADHD儿童是确有困难，而并不是以往认为的故意而为。

1. ADHD的伴发症状 首先，在ADHD患儿中，6%～92%伴学习困难；30%～50%伴破坏性行为障碍，包括对立违抗性障碍和品行障碍；15%～75%伴心境障碍；8%～30%伴焦虑障碍；7%伴抽动障碍。总体来说，约65%的患儿有一个或多个共患病。ADHD与其他精神障碍的共患率较高，而根据共患病划分临床亚型，对病因的探索、药物的选择、治疗的疗效和预后可能有重要的指导意义。

2. ADHD的表现 ADHD主要表现在多动冲动和注意力缺陷两方面，也可形象地概括为“难照顾的男孩”和“容易走神的女孩”。“难照顾的男孩”表现为需要家长不断地注意、不断地更换玩具、不能安静待着，上课时喜欢插嘴，打扰课堂的正常秩序，是聪明活泼的孩子。“容易走神的女孩”表现为总是神游太虚、喊其名字也没有反应，课堂上难集中注意力，很难按时完成作业，生活混乱而无规律、健忘，但其实有能力做好这些事情。

3. 对ADHD的误解 ADHD不是一种暂时的状态，并不是长大了就会完全恢复；也不是儿童期正常的难管阶段，不是因为家长没有能力约束或管理孩子，更不是孩子天生品质不好；而是发育性障碍，是孩子正常发展过程中一种实实在在的障碍。

4. ADHD的影响 用ADHD儿童的感受来表述其产生的影响，通常这些孩子会有“学校对于我不再有任何乐趣了，我的考试成绩总是不及格，老师们说没法管我，同学们拒绝和我一起游戏。所有事情都乱成一团，我能听到别人说话，但我不能理解他们在说什么，我感到很悲哀，很无助。由于没有计划，我做事经常很拖沓。别人交代我的事情，一方面我容易忘掉，另一方面也没法顺利完成。因此，别人总是必须没完没了地提醒我，我觉得自己一无是处。我开始怀疑自己的能力，我觉得自己很没用，被伙伴们遗弃了，我很悲哀，厌恶自己。这种消极情绪很快就表现出来，从而影响了我好不容易改善的学习、生活状况”。综合来说，ADHD儿童在学习、人际关系、生活状态和人格发展方面会有很大的影响。

5. ADHD的预后 60%～85%的ADHD儿童的症状会持续到青春期，30%～70%的儿童到成年后仍有ADHD症状，其学习、工作成绩可能达不到与智力相当的水平，到成年发展为反社会人格障碍、物质滥用（主要是酗酒和吸毒），以及犯罪者是其他正常儿童的5～10倍。

6. ADHD的治疗 ADHD的干预手段包括药物治疗和非药物治疗两部分，本文主要探讨ADHD儿童的非药物治疗，具体的干预方法参考第二章。

（二）ADHD儿童学校管理资源

首先，通过一个例子来看看学校教师可能面对的ADHD儿童的情况。

班里有个学生小石，多动冲动，总和同学发生冲突，老师总找家长。妈妈为此焦虑，满眼都是孩子的问题；爸爸认为老师“太事儿”，总找家长，认为“我小时候比他严重多了”，对小石说

"老师数落我一次,我就揍你一次";老师从最开始的请家长,慢慢变成放弃和惩罚。同学们对小石避而远之,并且给他起外号。小石不论自己怎么努力都不能被看到,于是破罐子破摔,开始故意破坏,搞恶作剧,跟家长和老师对着干。面对孩子的怨恨、家长的指责、校领导的责难、同事的叹息、自己的自责,班主任老师也陷入了孤立无援的状态。

这种情况该如何处理?要知道面对这样的孩子并不是教师一个人的问题,要学会运用多方资源,共同协作。

资源的运用包括以下几个方面:①教师团队资源。老师在遇到困难情况时,应及时沟通互助,发挥团队的作用。分析孩子在不同课上的表现。例如,有些喜欢数学,有些喜欢英语,在某一方面表现更好。要善于发现孩子的优势,分析原因,寻找对孩子有用的管理方法。其基本原则就是对 ADHD 儿童做到不抛弃、不放弃,了解 ADHD 儿童的特点,接受孩子的现状,纵向比较,看到孩子的努力和微小进步,不能把 ADHD 儿童跟正常儿童作横向比较。降低对 ADHD 儿童的期待值,循序渐进,每天进步一点点就好。在此过程中,教师难免会有不良情绪,要及时自我察觉,调适认知,寻求团队帮助,及时调整状态,更好地面对儿童的不同问题。②寻求专业人士帮助。当 ADHD 儿童对其他儿童出现攻击、干扰,对老师出现对立违抗行为时及时寻求专业人士帮助。可以引导家长带儿童就医、与专业医院合作筛查评估,或请专业人士定期来学校科普宣传讲座等。③同伴支持。争取 ADHD 儿童的同伴,通过团体活动"我们都是一家人"等对 ADHD 儿童做到不歧视;建立同伴小组,建立学习互助小组,让同学成为 ADHD 儿童的同伴资源。④ADHD 儿童家属。多与 ADHD 儿童的家属沟通,沟通时需秉承的信念是"一切都是为了孩子,针对问题而不是针对孩子",

将家长争取到老师的同一阵营来，老师和家长需要团队合作。沟通的原则是先倾听，再发言；先事实，再观点；先表扬，再建议；家长和老师并不是对立面，而是共同帮助孩子的同盟军。

从以上 4 个方面运用资源，老师可以看到并不是自己一个人在面对困难，而是充分利用 ADHD 儿童身边的资源来共同帮助孩子。这样不仅对孩子帮助更大，也会很好地减轻老师的压力。

(三)ADHD 儿童课堂管理

1. 课前 ADHD 儿童的座位最好靠近老师，这样老师可以及时纠正、鼓励孩子的行为，减少其走神情况；另外，可以提前与孩子制定行为合约，确定行为目标，按照约定提醒，及时反馈和奖惩。

2. 课中 正面管教，尽量不当众批评，运用表扬的艺术，多鼓励表扬孩子的微小进步，并主动忽视孩子某些无关紧要的小毛病。课程中运用视觉吸引，如制作 PPT 等吸引孩子，促进课堂参与。课堂上可以适当给孩子一些小任务，如喊起立、擦黑板、维持班级纪律等小任务，让孩子有更多课堂参与感与责任感，缓解其多动与走神情况。

3. 课后 跟进课前制定的目标，及时对孩子课堂上的进步予以表扬。还可通过一些注意力小游戏或模仿游戏多跟孩子互动，训练及帮助孩子建立适应学校和课堂的行为。

4. 其他 除了以上 3 点，还要了解儿童各种各样的行为中，哪些该管、哪些不用管，以及什么行为要用什么样的管理方式等。可将儿童课堂不同的行为从简单到困难的程度分为 4 级：①不参与课堂的行为；②骚扰课堂的行为；③对抗性的行为；④攻击性的行为。对应的行为管理可以分为 5 个层级：①课前防范；②低调干预；③明确指令；④预告后果；⑤按章办事。具体可见如下示例。

1)孩子上课东张西望、发呆走神，基本不听课、不回答问题，这些表现主要就是不参与课堂的行为。可以运用课前防范，与孩子提前制定规则，如上课不走神、积极参与给予奖励；课堂中发现走神时低调干预，如走到孩子身边拍拍肩膀，轻轻敲敲桌子，提醒孩子回到课堂。

2)孩子上课说话、抢答、跟同学踢来踢去，这些就是骚扰课堂的行为。可以运用课前防范，提前制定好行为规定，如能做到就会给予奖励(如上课安静、没有抢答就会给予奖励)；如果课堂中没有做到，先低调干预，给予眼神、手势提醒；如果还是不能做到，就要明确指令，如让其“在椅子上坐好，双腿并拢”“安静，不准抢答”等；用明确指令的方法告知儿童应该如何做。

3)孩子觉得老师不让自己回答问题，生气、哭喊，坐在地上不起来，这些表现是对抗性的行为。可以看出，对比前 2 种行为，此种行为的严重程度明显升级。应对此种行为，需先明确指令，告知课堂上不能哭喊，让其坐到椅子上去；如不能照做，就要预告后果(课前防范已说明的、如果出现此种行为会有相应的后果或惩罚措施，如暂时离开课堂、不能得到奖励、扣小红花等)。儿童能够起来坐好，不哭闹了则可以继续课程；如果行为持续则按章办事，按照已说明的结果来进行处理。

4)2 个孩子发生冲突，互相踢打，出现了攻击性的行为。在防止出现危险的同时，明确指令，停止踢打，预告后果，如暂离课堂、罚站、请家长等，如果不能做到就按章办事，按照已说明的结果来进行处理。

从以上 4 个严重程度递进的行为示例中可以看出，不同的问题行为要运用不同的管理办法，灵活应对。轻的问题行为尽可能课前防范、低调干预，不伤害孩子的自尊心，帮助孩子更好地应对其困难。只有出现较重的问题行为时再用惩罚，而且要循序渐进，先指令，再后果，而不是直接惩罚。

(四)执行技能训练

执行技能训练的具体方法请参照第七章。

第二节 第二阶段

一、家校执行技能训练

(一)训练内容

家校执行技能训练应按照课程表(表 11-1)进行。

表 11-1 家校执行技能训练课程表

训练 0	学校执行技能训练的目标及原理
训练 1	分心走神怎么办——如何避免做作业时分心
训练 2	三思而后行——做事不考虑后果对我们的影响
训练 3	合理提要求——与别人相处时如何正确表达自己的需求 灵活应变——计划突然有变怎么办
训练 4	记忆训练清单——学会列清单,不忘记老师布置的作业
训练 5	制作时间计划表——做作业时如何按照自己的意愿安排时间

1. 训练 0:学校执行技能训练的目标及原理

(1)课前:准备好电脑、PPT、奖励卡片、纸、笔、家庭手册、教师手册、秩序奖惩记录本、小奖品、家长记录本等物品,准备上课。

(2)课中:包括 2 个环节。①家长、孩子、老师围坐一起,治疗师介绍学校执行技能训练的原理等内容(具体参照第七章),目的是让三方清楚执行技能训练的作用,以及如何在训练过程中学习、练习和配合。②三方确定目标。首先制定孩子在家的目标，以此为基础制定家长及孩子在学校的目标，用时间线外化的方式明确 SMART 目标的 5 个部分。可以请一组孩子、家长和其班主任老师示教，充分展示如何与三方制定目标。示范结束后，其他家庭和老师分别制定，在过程中给予指导，最终确保每个孩子及其父母和老师都确定了 SMART 目标，记录在家庭手册和教师手册中，为后续目标评估做好基础。

(3)课后：跟进课上目标制定不明确的家庭，帮助其明确制订，保证目标足够 SMART。孩子、家长、老师完成课后作业(参考家庭作业手册和教师作业手册)。

2. 训练 1：分心走神怎么办

(1)课前：同前。

(2)课中：儿童课堂和家长自助团体同时分别进行，时间 50 分钟。家长自助团体由家长小组长带领进行讨论，家长交流孩子的主要问题，过程中允许家长宣泄、倾诉；交流上周完成作业的过程中遇到的问题、困难和经验等，产生迫切需要解决的 3 个问题，留到家长教师问题解决团体中进行解答。与此同时，儿童课堂中，首先进行上一周的作业及目标完成情况反馈，根据情况进行卡片奖励；然后讲解课程主要内容——分心走神怎么办，教孩子学会如何避免自我分心，以及如何邀请父母和老师帮助自己避免分心走神的方法。教学过程中注意互动，对孩子出现的问题行为及时给予干预，让孩子的行为更适合课堂。

儿童课堂结束后，儿童可以自由活动、游戏等，治疗师和家长、老师进入家长教师问题解决团体，时间 50 分钟。主要对家长自助团体的 3 个问题进行解答，同时对目标完成情况跟进，对过程中遇到的问题进行解决；治疗师对儿童课堂的表现给予反馈，对孩子在家庭中或学校里相关的表现给予指导，让家长和老师明确遇到此种问题如何解决。

(3)课后：孩子、家长、老师完成课后作业(参考家庭作业手册和教师作业手册)。

训练2到训练5的模式都与训练1相同，不同的是儿童课堂的内容。每次儿童课堂都有1个或2个相关主题，这些主题都与ADHD儿童的执行技能缺失特点相关，主要从三思而后行、合理提要求、灵活应变、记忆训练清单及制作时间计划表几个方面来进行训练相关执行技能。